コーチングで病院が変わった

目に見えない道具で「医師の働き方改革」は進化する

Basical Health
産業医事務所代表
佐藤文彦 著

Discover

コーチングで病院が変わった

はじめに

未曾有の新型コロナウイルス感染症の影響を受け、日本でも、あらゆる病院が非常に厳しい環境下での診療を余儀なくされています。

このコロナ禍において、自病院の存在意義、院内コミュニケーションや前例のない事柄を決めていく時の手順の難しさなど、今までとは比べものにならないくらい、本当に様々なことを一気に考えさせられることになったのではないでしょうか。

そんな状況の中、医療現場の先生方の頭を「ひそかに」悩ませている大きな課題に「医師の働き方改革」があります。政府は、2024年度から医療機関における「働き方改革関連法」の適用を目指しており、予定通りに進めば、一定水準を超えた時間外労働を医師に強いた医療機関は法令違反となり得ます。このため、医療機関の経営者や管理者は安全配慮義務違反とならないよう、きちんと法令遵守するための様々な対応が求められるなど、令和の時代の医師の労働環境はかなり大きく様変わりしていくことが考えられます。

そうはいっても、日々コロナの対応に追われており、しかも人手不足の状況が続く中、「働きやすい環境づくりなどそう簡単にできるはずがない」「『医師の働き方改革』に興味はあるが、どこから着手していけばよいのかさっぱり分からない」――そんなふうにお手上げだと考えている医療関係者の方々も少なからずおられるでしょう。

しかしながら、日本全国を見渡してみると、確かに「医師の働き方改革」を順調に推し進めている病院があります。それらの病院の中には、コーチングといったコミュニケーションスキルがキーワードになっている病院があることも分かってきました。

こういったノウハウを紹介することによって、日本全国で日夜苦労され、悩みの尽きない状況が続く中で病院運営をされている先生方に、何らかの道しるべを提示できたらと思い、このたび筆を執らせていただくことにしました。

申し遅れましたが、私自身は勤務医として20年以上にわたり臨床現場で働き、現在は糖尿病外来で診療や嘱託産業医の業務を行うかたわら、各地の医療機関の先生方に、「医師の働き方改革」のポイントについて講演したり、コーチングというコミュニケーション手法を用いて、医療現場の課題を解決するためのコンサルティングを行ったりもしております。

このような活動を始めたきっかけは、私自身がかつて、医局人事で赴任した静岡県内の関連病院で「医師の働き方改革」を推進したことが契機となっています。その取り組みの詳細は本書の中で紹介させていただきますが、膨大な医療業務に限られた人員で対応しなければならない第三次救急病院で、診療科長として医局員全員と協力しながら試行錯誤を重ねた結果、連日深夜まで勤務していた医局員たちが、私が赴任して3年目になった頃には全員17時での定時退勤を実現することができました。そして、その働きやすい勤務環境に注目が集まり、いつの間にか大学医局内で「最も人気のある派遣先」へと生まれ変わっていったのです。

私自身も、「医療現場でも、業務改善に取り組めば実現することができるものなのだ」と、これには少なからず衝撃を受けました。それと同時に、しっかりと戦略を練り、医局員全員と行うコミュニケーションの手法にも常に工夫を凝らしていけば、どんな地方の病院であっても、どんな形態の医療機関であっても、「『医師の働き方改革』を実行することは決して不可能なことではない」という確信を得るに至ったのです。

さらに本書では、『コーチングで病院が変わった』のタイトル通りに全国各地の医療機関で「コーチング」を上手に活用しながら、実際に「組織改革」をされてきた先生方の事例も数多くご紹介しています。

いずれの先生方も、職員や患者さんとのコミュニケーションから組織改革の糸口を上手に見出し、それをしっかりと行動に落とし込んでおられます。こういった手法を知ることで、医療現場で懸命に働いておられる先生方にも、何かしらのエッセンスを感じ取っていただければと期待しています。

さらに、最後の章では、これらの先生方が大事にされているコーチングスキルについても、医療者向けに分かりやすく解説を加えました。

読者の皆様の病院が、これからも地域になくてはならない存在として、地域住民の方々や院内で働くスタッフの皆さんからの厚い信頼を得るような病院運営を行っていかれるために、本書が一助となれば、これほど嬉しいことはありません。

2021年3月

佐藤文彦

第2章 伊豆で実現した「医師の働き方改革」

第3章 あらゆる地域のあらゆる病院で「医師の働き方改革」を進めていくために

第4章

実際の医療現場で活用されているコーチングスキルについて

第1章

コーチングによる全国の病院改革事例

この章では、全国各地の医療機関で「コーチング」を上手に活用しながら「組織改革」に当たられている先生方の事例を紹介していきます。

現在、愛知医療学院短期大学学長を務めておられる石川清先生は、名古屋第二赤十字病院において、2012年という非常に早い時期から病院全体にコーチングを導入することにより、医療スタッフ一人ひとりが当事者意識（アカウンタビリティ。295ページ参照）高く、活発に多職種連携を取り合えるようなチーム作りを見事に成功させ、院内の医療トラブル減少や職員満足度の向上につなげてこられました。

循環器内科教授として、自治医科大学附属病院病院長も務められた島田和幸先生は、新小山市民病院において、コーチングを通じた組織改革に着手され、赤字続きの公的病院から「地域になくてはならない病院」へと、地域の住民や医療機関からの信頼を積み重ねてこられました。そして、このコロナ禍においても、「課題を発見しては話し合う」というコミュニケーションが連日行われる中で、数多くの医療スタッフの方々が非常に有効に「コーチングスキル」を活用しておられます。

九州がんセンター院長の藤也寸志先生は、がん診療を担う病院として、「最先端医療だけでなく、ターミナルケアへの対応が日頃から求められる日常の中で、自身の考えを整理し、周囲にも伝えながら納得感を持って働けるような環境を作っていくことは、本当に非常に大きな意義がある」と考えられました。そして、医師・看護師などといった職種にとらわれず、パートナーシップの関係性を築きながら働ける職場にするために、多職種間でのコミュニケーションが必須であると考えられ、コーチングを積極的に取り入れておられます。

麻酔科教授として、和歌山県立医科大学病院長も務められた畑埜義雄先生は、教授時代にコーチングを活用した医局運営や手術室でのコミュニケーションの円滑化を行い、定年退職後はその経験を活かして、現在、特定機能病院の病院長などに組織運営についてのアドバイスを送り続けておられます。

大隅鹿屋病院副院長の田村幸大先生は、若くして地方の拠点病院の副院長となったことをきっかけに、院内のマネジメントについてのロールモデルがない状況で試行錯誤を続けている中でコーチングに辿り着き、現在は、コロナや水害が襲う中においても、医療スタッフみんなで多職種連携を積極的に行い、地域医療を保持し続けておられます。

千葉大学の糖尿病専門医である横尾英孝先生は、出向先の病院でコーチングを取り入れた糖尿病診療を形作り、そのコーチングの経験を活かし、現在は医学教育学講師として、コロナ禍の学生サポートを行い、自宅待機を余儀なくされた学生たちの心理的なフォローも行っておられます。

松本一成先生は、佐世保中央病院でコーチングを活用した糖尿病専門医として、糖尿病チーム医療の臨床研究等も積極的に行い、現在は、松本メディカルコミュニケーションズ代表として、また日本臨床コーチング研究会会長としても活動を行い、全国の医療者へのコーチング普及に尽力しておられます。

また、コーチングとは直接関連はないのですが、特別に、地域医療連携推進法人の先駆者である栗谷義樹先生にもインタビューさせていただきました。

山形県北庄内地域において、10の法人が参画する地域医療連携推進法人「日本海ヘルスケアネット」代表理事を務めておられる栗谷先生は、日本の地方で急激に過疎化と高齢化が進む中、医療需要の縮小も近未来に確実に訪れることを踏まえ、地域のあらゆる人たちを説得し、仲間に引き入れて、地域包括ケアシステムの構築を行っておられます。そこで、医療者もリーダーがビジョンを示し、組織をまとめていく大切さを力説していただきました。

そして最後に、前記の病院（または先生方）が導入した組織変革のためのコーチング・プログラムを提供している株式会社コーチ・エィの鈴木義幸代表取締役社長にもインタビューを行いました。その中で、「経営者が陥りがちな落とし穴」と、それを防いでいくためのシステミック・コーチング™の大切さについて等、医療経営者の先生方向けのコメントを数多くいただきました。

以下のインタビューから、読者の皆様の病院の運営に役立つヒントを得ていただけることと思います。

＊なお、これらのインタビューは2020年7～9月に、コロナ禍の時期であったため、ビデオ通話により行ったものです。

INTERVIEW
1

主体的な職員が育ち定着する「組織改革」の進め方

DATA

病院名：名古屋第二赤十字病院
住所：愛知県名古屋市昭和区妙見町2番地の9
病床数：812床

名古屋市の中核病院であり、多くの臨床研修医を受け入れている教育病院でもある名古屋第二赤十字病院。2007年に病院長に就任した石川清先生は、就任直後から「やりがい・働きがいのある病院づくり」をスローガンに掲げ、コーチングを通した組織改革に挑んできました。働きやすい環境づくりの必要性が議論されるずっと前から、職員満足度に目を向けてきた同院。一連の取り組みを通して得られた知見や、コロナ禍に病院経営者に求められるリーダーシップのあり方について伺いました。

石川 清氏
名古屋第二赤十字病院 名誉院長／愛知医療学院短期大学 学長／麻酔・集中治療医／日本コーチ協会認定メディカルコーチ

待遇改善だけでは不十分？ 看護師の離職の真の原因は……

まず最初に、どのようにコーチングと出会われたのか、教えていただけないでしょうか。

2007年、院長就任時、強く意識したのが「やりがい・働きがいのある病院づくり」でした。当院は名古屋市の高度急性期医療を担う中核病院の一つであり、加えて、赤十字病院であることから、災害救護や国際救援にも積極的に取り組んできました。おかげで高いモチベーションを抱いて入職する職員が数多く在籍していました。そういう職員がやりがい・働きがいを持って仕事をすれば、おのずと医療の質は高まり、それは間違いなく患者満足度につながると考えていました。ですから、当時、私は「職員のやりがい・働きがいを出すためには職員満足度を向上すればいい」と考え、福利厚生の充実、職員表彰制度の創設、ビールパーティや職員旅行など職員満足度を向上するための施策を展開していきました。

しかし、いくら職員の待遇を改善しても、医療トラブルの件数や看護師の離職率が下がりませんでした。当時、看護師の離職者数は毎年100人程度でしたから病院運営上大きな問題でした。あらためて離職の背景を探る中で特に気になったのは、リーダーによって離職率に違いがあった点です。「職員のやりがい・働きがいはリーダーのあり方によって違うのでは?」「福利厚生をよくしてもやりがい・働きがいのある環境づくりにならないのでは?」「職員満足度向上の本質は職場での人間関係など、日常の仕事の中でのやりがい・働きがいでは?」……そんな思いが、徐々に募ってきました。

そんな時に出会ったのが、書籍『エクセレント・ホスピタル——メディカルコーチングで病院が変わる』(クィント・ステューダー著、鐘江康一郎訳、発行:ディスカヴァー・トゥエンティワン、2011年)でした。コーチングで病院を変えるという内容で、当時の私の問題意識と重なるヒントが数多く盛り込まれていました。また、NHKの番組「クローズアップ現代」で、コーチングで組織改革を実現した企業の取り組みにも感銘を受けました。社員がコーチングを学び、職場の壁を越えたコミュニケーション力を養い、組織が変わっていく様子が描かれていました。こうしたコミュニケーションの手法が組織改革に有効であると気づき、コーチング導入を検討するようになりました。

全職員の4分の1を巻き込んで、コーチングを浸透

具体的に、どのようにコーチングを病院内に取り入れていこうと考えられたのですか？

２０１２年の年頭、３年先の２０１４年に創立１００周年を迎えるに当たって、「最高の病院になる」という一大目標を掲げました。最高の病院とは職員満足度と患者満足度がともに高い病院と定義づけ、そのための手段として全病院的なコーチング導入を考えました。

当初、幹部会でコーチング導入を提案した時には、過去に例がない、コストの問題、費用対効果が見えづらい等の理由で導入にはかなりの抵抗がありました。しかし、最高の病院になるための手段として全病院的なコーチング導入なくしては、組織改革は達成できないという確固たる信念のもと、約５ヵ月間にわたる説得の末、幹部全員の了解を得て導入することを決断しました。

コーチングを組織の風土とするため、全職員がコーチングを習得することが最終目標ですが、限られた予算の中、３年計画でこの活動の核となる人材を育成することにしました。２０１２

年から毎年、選ばれた職員25名がプロのコーチから直接コーチングを受け、その25名から間接的にコーチングを受ける各5名の計150名が、医療者向けのコーチング・プログラム（株式会社コーチ・エィ）に参加しました。当初、参加者は院長、副院長、看護部長はじめ他の職員に影響力のある役職者を中心に選抜しました。最終的に3年間で450名の職員がコーチングに関わった計算になり、これは全職員の約4分の1に当たりました。

主要なスタッフ全員が納得してから始めるという、院長先生の心意気も、幹部の方々の心に響いたところがあったんでしょうね。

このように病院のキーパーソンを巻き込む形で組織改革を進めていき、多くの職員が同時期にコーチングを学んでいたこともあって、コーチングで使われるキーワードが院内の各部署で聞かれるようになりました。例えば、「アカウンタビリティ（当事者意識・主体性。295ページ参照）」について学んでいる時には、誰かの発言に対して「あ、それはヴィクティム（受け身意識・被害者意識。296ページ参照）だ！」などという会話が聞かれたりしました。加えて、お互いのコミュニケーションの取り方に対するフィードバックなども活性化していきました。やはりみんなが同じ時期に同じプログラムで取り組んでいるからこそ、そういう会話ができるのであって、一緒にやることが大切なのだと思います。コーチングという共通言語を持ったことで日常のコミュニケーションが円滑に回るようになったことも、みんなで取り組んだことによるメリットであったと感じています。

アカウンタビリティという概念はコーチングの中でも上級レベルだと思いますが、それをスタッフの中で共有できるというのはすごいことですね。スタッフの皆さんのモチベーションが相当高いということがよく分かるエピソードですね。

コーチング導入後の院内の変化は?

実際に、コーチングを病院内に取り入れてみて、具体的に変化が見られたこととは、例えばどんなことがあったのでしょうか?

コーチングを学んだ成果として、目に見えて変わったのは職員満足度でした。定期的に実施した職員満足度調査では、リーダーがコーチングを学んだ診療科の医師の職員満足度は、医師全体の職員満足度よりもはるかに高かったのです。こうした傾向は医師以外の職種でも同様で、コーチングを学んだグループとそうでないグループでは、明らかに前者のほうの職員満足度が高い結果が出ていました。

もう一つの大きな変化は、医療トラブル（アクシデントやクレームなど）件数の減少です。医療トラブルの多くはコミュニケーション不足によって起こるとされていますから、コーチングを通してコミュニケーション不足が改善されたのではないかと推測しています。

一般的に、医療トラブルの最大の原因がコミュニケーション不足にあるにもかかわらず、コミュニケーションの改善という側面から医療トラブルを防ぐための方策に取り組んでいる病院はあまり多くないように思います。例えば、薬の投与量に関して、医療安全のために電子カルテのソフトに何百万円という高額なシステムをいくつも導入している半面、コミュニケーション不足などに対する対策はほとんど取られていません。医療安全の重要性を強調する管理職は多いかと思いますが、エラー防止のためのハード面でのシステムだけではなく、院内のコミュニケーションというソフト面の改善にも投資をしなければ、病院管理上片手落ちではないでしょうか。コーチング導入に際して費用対効果が見えづらいことが問題になっていましたが、コーチングを通してコミュニケーションの改善、職員満足度の向上、そして、医療トラブル件数の減少にも寄与できるのであれば、その費用対効果は非常に大きいと言えます。

院内のコミュニケーションを活性化させるというソフト面の改善に投資を行い、今で言う「医師の働き方改革」の施策を打っていかれた。そして、実際に職員満足度を向上し医療トラブル件数を減らしていかれた、本当に素晴らしい取り組みだと思います。

多剤耐性菌の院内感染が発生……その時職員は

次に、現在のコロナ禍のような危機的状況下における、コーチングの意義についても伺わせていただきたいと思います。

コーチングを導入して3年ほど経過した頃、「危機的状況下でのコーチングによる成果」ともいえる象徴的な出来事がありました。海外から受け入れた重症患者が、入院数日後、多剤耐性菌に感染していたことが判明、その患者から伝搬した多剤耐性菌による院内感染が病棟内で発生し、病院の一大危機とも言える事態に陥りました。病棟閉鎖に伴う入院・転入の中止、先の見えない状況に加えさらなる感染拡大の脅威、経験したことのない感染対策等々、スタッフには計り知れないストレスの連続でした。まさしく現在のコロナ禍とも似た状況でした。しかしながら、約2ヵ月間にわたる病棟閉鎖をはじめとした徹底した感染対策を実施したことにより、完全に終息させることができました。この危機的な状況を乗り切ることができたのは、現場のスタッフのアカウンタビリティの高さでした。そして、その背景にあったのはコーチングを学んだ上司が日頃からスタッフのアカウンタビリティを高めていたことでした。

コーチングでは、目の前の出来事を自分事としてとらえ、次にとるべき行動を自主的に考えようとする姿勢を「アカウンタビリティが高い状態」と定義します。当時のスタッフたちは、「感染対策として何ができるか」「チームの中で自分は何をすべきか」、一人ひとりが前向きな姿勢で向き合っていました。そして日々の上司との面談や日常のコミュニケーションの中で自分たちのあるべき姿をしっかりと意識していました。これはまさに被害者的な思考になるのではなく、課題を乗り切るためにどうすべきかを主体的に考え実行する、まさに「アカウンタビリティが高い状態」といえます。

私たちにとって、この事例はスタッフの一人ひとりが厳しい現実を受け入れ、自分たちの役割を認識し、自ら考え主体的に行動するアカウンタビリティの重要性を再認識する出来事でした。職員一人ひとりが主体性を発揮すれば、どのような課題も乗り越えられる、そんな確信が取り組みを進めるほどに強まっていきました。こうした風土は今日のコロナ禍においても非常に重要なことだと思います。

コーチングを通した組織づくりの効果というのは、平穏な時より、このような緊急時こそ色濃く現れるものなのかもしれません。このコロナ禍で、全国各地の病院が多大な苦労をされていると思いますが、当時の当院と同じようにコーチングを通してアカウンタビリティの高い組織を作っておけば、課題は乗り越えられるのではないでしょうか。コーチング導入の目的の一つは、まさしく、この組織、あるいは個人のアカウンタビリティを高めることにあるといってもいいかもしれません。

今までお話した通り、当院ではコーチングによる組織改革で職員満足度向上や医療トラブル減少に一定程度寄与したばかりでなく、多剤耐性菌による院内感染という危機的状況下での課題を乗り超えることもできました。これ以外にも、コーチングの取り組みが進むにつれて、院内の多くの部署で主体的なアクションが次々と起こってきたことも成果であったと思います。

3年ほどかかる病院の組織改革、リーダーが主導を

現在、先生がなされていることを教えていただけますか？
そして、このコロナ禍で、多大な苦労をなさっている全国各地の病院や病院長の先生方に、メッセージをいただけないでしょうか？

現在、私は学校法人佑愛学園、愛知医療学院短期大学の学長として、「教育界における全学園的なコーチング導入」に挑戦しています。医療界と教育界は似たところがありますから、コーチングによる組織改革は教育界でも通用するのではないかと思っています。本学園の目指すべきビジョンを達成するための手段として全学園的なコーチングを導入して取り組んでいるところです。

今の全国の院長先生はじめ病院のトップは、近年の激変する医療環境に加え、〝Ｗｉｔｈコロナ〟による不確実な環境という二重苦の逆境を乗り越えねばならず、本当に大変かと思います。その変化に対応して逆境を乗り越えていくためには、まずは、院長先生をはじめとするト

ップがリーダーシップを発揮し、職員を同じ方向に向かせ、組織を一体化することかと思います。そして、職員一人ひとりが物事を主体的に考え行動できる力を身につけ、職種間や職位間の壁を取り除いて対話によってチームが動けるような組織作りをすることかと思います。リーダーがリーダーシップを発揮し、職員間のコミュニケーションがよくなり、職員一人ひとりが主体的に行動すれば、直面するいろいろな課題は乗り切ることができると思います。とはいえ、当院の事例から見ても、組織改革には、3年ほどの年月がかかることは覚悟しなければならないと思います。

今日は本当にありがとうございました。

まとめ

石川先生は、院長自らがイニシアティブをとり、「職員がやりがいを持って働き続けられる」病院にグレードアップすべく、職員の待遇改善などにとどまらず、院内のコミュニケーションを活性化させ、コーチングを通して組織改革をしようと決断されました。

しかも、自らに3年間という期限を定め、幹部をはじめとするリーダー層とともに、スタッフみんなでコーチングに取り組み、主要なキーパーソンを次々に巻き込みながら改革を推進していかれます。

さらに、このプロジェクト中に、職員満足度向上や医療トラブル件数減など、成果をきちんと測りながら、実績を重ねていったのです。

そして、この一連の取り組みを行っていくうちに、院内の各部署で次々に主体性を発揮していく風土も醸成されていきました。

このコロナ禍においても、職員それぞれが主体性を発揮すれば、あらゆる難局も乗り越えられる。そして、「非常事態に強い主体的な組織」を作ることができる。そんなことをこのインタビューを通して詳細に教えていただいたと思います。

INTERVIEW
2

赤字続きの公的病院が一転……「組織改革」の全貌

DATA
病院名：新小山市民病院
住所：栃木県小山市大字神鳥谷2251番地1
病床数：300床

2013年、地方独立行政法人化した新小山市民病院。他の公的病院と同様累積赤字に悩んでいた同院ですが、7年間で病院の収入を2倍、職員数を2倍程度に引き上げるなど、目覚ましい経営改善を実現させています。その牽引役となったのが、独立行政法人化された際に理事長に就任した島田和幸先生でした。島田先生は、自治医科大学附属病院で6年にわたり病院長を務められた経験を活かし、黒字化を実現。やがてコーチングを通じた組織改革にも着手され、地域の住民や医療機関からの信頼を得ていかれたそうです。「自分に経営の才能はない」と断言される島田先生が、一連の経営改善にて取り組んだこととは――。病院再建の舞台裏や、「医師の働き方改革」に対するお考えについて伺いました。

島田 和幸氏
地方独立行政法人 新小山市民病院 理事長・病院長／自治医科大学 名誉教授
主な学会役員歴：日本高血圧学会 理事長／日本循環器学会 理事／日本心臓病学会 理事

赤字続きの公的病院が一転「地域になくてはならない病院」に

まず、新小山市民病院についてお教えいただけないでしょうか？

当院は、栃木県小山市に位置する300床規模の総合病院です。在籍医師数は現在約60名。それに対し、年間4300件程度の救急車を受け入れているとお話しすると、誰もが驚くほどです。県内には自治医科大学附属病院と獨協医科大学病院などの大学病院、近隣には3施設ほど総合病院がありますが、「断らない医療」を実践していることもあり、事実上「地域中核病院」というような機能を果たしている病院となっています。

救急車の台数に加え、多くの方が驚かれるのが、当院の病床稼働率です。新型コロナウイルス感染症の問題が発生したことで、現在は落ち込んでいるものの、以前の病床稼働率は97％以上の水準。ここまで高い稼働率となった要因としては、前述の救急体制に加え、「地域の医療機関からの紹介件数の多さ」が挙げられます。当院は「必要な患者さんをご紹介いただき、患者さんの症状が落ち着いたら地域へと戻っていただく」という基本を徹底して守り続けた結果、現在は逆紹介率80％程度と、地域の開業医の先生方にも「何かあったら市民病院へ紹介しよう」と考えてくださる方が増えていきました。

このような現状をお話しすると、少なくとも経営的にみれば、独立行政法人化した2013年以降の当院は、「うまくいっている」ように見えるかもしれません。ただ、当事者としては試行錯誤の連続で、特に就任直後は気の休まらない状態が続きました。

そのあたりのところを、詳しくお話しいただけますか？

例えば、今では80％程度を維持している逆紹介率も、独立行政法人化する前は胸を張れるような数値ではなく、「市民病院に紹介した患者さんは、自院に帰ってこない」といった悪い評判が地元の医療機関からもあがってしまうような状態でした。小山市が外部のコンサルティング会社に依頼して行った調査では、地域の患者さんからの認知度が低いことも明らかになり、地域との関係性を180度変えていかなければならないことは明らかでした。

地域の開業医の先生方や、患者さんたちから信頼を得るためには何をすべきか。独法化前の

2012年の院長就任後、私がまず行ったのは「現実を直視すること」でした。いろいろな病院を見学しにいったり、同じく独立行政法人化した自治体病院でどんな取り組みが行われているのか視察したり、時には先進的な取り組みをしている病院の先生にお越しいただき、スタッフの前でお話をしていただくようにしたのです。すると、自院に足りない取り組みが次第に明らかになり、「自分たちは遅れている」という強い認識を、スタッフとも共有できるようになっていきました。

私自身、当院に着任する前は自治医科大学附属病院の病院長を6年間務めていましたから、〝標準〟的な病院」がやっておかなければならないことが何なのかは、ある程度分かっていたつもりでした。ただ、他院の先進事例を知ったことで、「新小山市民病院だからこそできる改革」の必要性・可能性をひしひしと実感するようになっていったのです。

「自院の遅れ」を意識するようになって以降、院内では週1回、2時間もの時間をかけ、リーダークラスの職員も交えて課題を直視し、どのように対処していくべきかを話し合う場を設けるようにしました。そしてこの会議で上がった取り組みがきちんと実行され、成果が出たかどうかについても、徹底して振り返りを続けました。こうした地道な取り組みの積み重ねでできあがったのが「断らない医療を実践し、紹介いただいた患者さんをきちんと地域へ返す」、今日の当院のスタイルなのです。新小山市民病院の収入は、2013年から2020年の間に2倍ほどになっていますし、職員数も2倍くらいの規模へと急拡大しましたが、これはひとえに、スタッフの絶え間ない努力の結果だと考えています。

新小山市民病院の再建の様子を見て、その裏にどんな戦略が練られていたのか気になる方は多いかもしれません。しかしあらかじめ申し上げますが、一連の院内改革において、私自身「経営をよくしよう」と働きかけたことはほとんどなく、先述のような着実な努力が結果として実を結んだというのが、本当にすべてなのです。ただ、日本の医療制度の前提条件を踏まえて考えると「これが正道である」というのが率直な印象です。医療というのは普通のビジネスとは違って、診療報酬で公的にサービスの値段が決まっています。医療がつぶれると世の中が立ち行かなくなりますから、患者さんが来てくれれば確実に収入が上がるようになっている。要するに、突飛な発想がなくても、「やるべきことをやっていれば収入は確実に上がる」構造になっているということです。

ただ、「やるべきこと」を職員が自ら考え、主体的に行ってくれるような組織をつくることは、そう簡単ではありませんでした。

黒字化後に訪れた「コーチング」との出会い

そこで、コーチングを学びながら実践した組織改革につなげていかれたのですね。

はい。私がコーチングを本格的に学ぼうと思うようになったのは、新小山市民病院が黒字化を果たしてしばらく経った頃のことでした。黒字化を果たし、経営的に「綱渡りの状況」から何とか脱したことで少しゆとりができ、新しい何かにチャレンジしてみたいと思うようになったのです。はじめのうちは看護部長などの幹部からの反応は懐疑的でしたが、すでにコーチングを導入していた関東逓信病院の看護部門を見学して効果を実感し、「ぜひともやってみよう」と話がまとまったのです。まずは私がコーチ・エィの専門講座を受講し始め、次に副院長を含めた6人ほどの幹部スタッフが講座に参加するようになっていきました。

私自身はまず看護部長、事務部長、副院長といった幹部を相手にコーチングを実践していったのですが、講座を受講し始めてから、それまで意識してこなかったことも意識しながらコミュニケーションを取るようになっていきました。例えば、幹部会議において、こちらから話をよく聴くようにして、相槌を打ったり承認したり――。それまではどちらかというとトップダウン形式で「こういう課題があるから、今後はこういうふうにしよう」というように、こちらの考えを一方的に伝えることが中心だったのですが、そんな会議の雰囲気を一変させたのです。

実際に、トップダウン形式とコーチングを活用してみた会議では、どのような違いがあると感じられますか？

トップダウン形式の会議は確かに「標準的な方法が確立されている」ような状況において、スピーディに意思を伝えて行動に落とし込んでいくのには役立ちます。ただし、コーチングを実践し始めた当時の新小山市民病院は、赤字体質から何とか抜け出し、「次の展開」が必要な状況でした。「標準的な方法」だけでは次の成長は成し得ないと感じていた私は、「各部署が自分で納得できるビジョンを立て、そこに向けた目標設定を行った上で日々の業務に邁進できる状態」をつくることが大切だと考えていました。

実際に、その期待に応えるように、幹部たちは次第に、自ら現場の課題やその打開策など、様々なアイデアを幹部会議に上げてくれるようになっていきました。そして、そういった提案に対して、院長がよく話を聴いて、「へえ、そうですか」などと相槌を打って、どんどん承認していくわけです。

特に病院というのは、「こんな新規事業をやってみよう」といった発想が出にくい業種でもあるでしょう。一般企業ほど「新しいことをやるのが善で、昨日と同じことをやっているのは悪だ」といった感覚は強くなく、「伝統的に大切にされてきたことをしっかりやる」ことが重んじられます。ある意味、安全性が保たれているともいえるのではないでしょうか。人の命を扱う以上、特に日常臨床において、無理に変化をせかす必要はないと思うのですが、患者さんとの接し方、職員同士の連携の仕方においては、大なり小なり日々様々な工夫を重ねていくことはできるはずです。コーチングを通じて、スタッフがイノベーティブに物事を考え、患者さんに向き合えるようになること。そんな工夫の積み重ねが、地域からの信頼につながり、病院経営にもよい影響を及ぼしていくと考えています。

ちなみに、コーチングと言うと「特定の個人に対して1on1などを行ってパフォーマンスを引き上げるコミュニケーションを取っていく」というイメージも強いかと思うのですが、われわれが意識しているのは、システミック・コーチング™※といって「個人だけでなく、組織全体としてパフォーマンスの高い状態を維持すること」で、そこにも重点を置きました。特定の

※システミック・コーチング™はコーチ・エィの登録商標です。

個人が活躍できることはもちろん大切なのですが、スタッフ同士がお互いを理解して連携を取り合わなければ、組織としての成長は限定的なものに留まってしまいます。職員同士がお互いを高め合う風土をつくるために、新小山市民病院では２０２０年現在までに20人ほどのスタッフにコーチ・エィのコーチング講座（コーチ・エィ アカデミア）を修了してもらい、彼らのコーチングを受けた職員の総数は２００人ほどにも上ります。院内ではコミュニケーションにおける事例共有会も開かれており、お互いのコミュニケーションを取る時に「あなた、もう少し承認してあげなさいよ」「もう少し相手の話をよく聴いて」「もっとアカウンタブルにならなきゃ」といったフィードバックが自然と行えるようになっていきました。

今回の新型コロナウイルス感染症の渦中において、コーチングは何かしら有用性があるとお感じになりましたか？

新型コロナウイルス感染症の問題に直面した際にも、こうした取り組みの成果が思わぬ形で現れました。栃木県内においては、夜の街や飲食店に外出する方が増加に転じて以降、感染者数が急拡大。新小山市民病院においても、各部署がどのように連携を取っていくかを調整し続けなければならない状況が続き、「課題を発見しては話し合う」というコミュニケーションが連日行われるようになりました。「ＰＣＲ検査体制をどう整えていくか」「疑似症の患者さんやコロナ感染患者さんが現れた際にはどう対応すべきか」など、判断しなければならないことが絶えず存在する中、「他部署のスタッフであっても、話せば分かってもらえる」という安心感があることは、この事態においても非常によい方向に作用していたように感じます。

医師の働き方改革は「地域全体で取り組むべき」

最後に、２０２４年４月から始まる「医師の働き方改革」についてご意見をいただきたいと思います。

日本国内の医療従事者の人員数など、リソースを踏まえて考えていくと、「医師の働き方改革」は、一つの病院の取り組みだけでは実現できるようなものではなく、地域全体で取り組んでいくべきものであると個人的には考えています。

一般企業のように、「この治療は自院で独占する。他の医療機関には渡さない」といった姿勢で挑むのではなく、地域の医療需要に対し、どう連携を取っていくべきなのか医療機関同士で協議を重ねる。互いの強みや立場なども聞いた上で問いを共有しながら答えを見つけて、地域全体として医療が成り立つような状態を定義し、その上で各医療機関が必要に応じて組織改革を行い、働きやすい環境を整備していくことが必要なのではないでしょうか。

ご存知の通り、医療機関では、各診療科の専門家同士で連携を取り合いながら診療が成り立っていることも非常に多いです。これを個人レベル・診療科レベルに留めず、これからは病院単位で推進していかなければならないのだと考えます。そのコーディネートにおいてもコーチングのようなスキルは、大きく役立つのではないかと考えています。

臨床一筋の医師が、コミュニケーションについて学ぶ重要性

失礼かもしれませんが、循環器科医としても第一線でずっとご活躍されていた大学病院教授の先生が、一からコーチングを学び始め、しかも病院内に活かされ始めているということは、正直、驚きを隠せない印象があります。なぜ、島田先生はこのタイミングでコーチングを取り入れようとお考えになったのか、詳しく教えていただけないでしょうか。

もともと私は自治医科大学循環器内科教授として臨床医学や医学教育の第一線で働き続けて

きました。コーチングのようなコミュニケーションとはずっと無縁で、私のような者がコーチングに取り組んでいることを知ると、やはり驚かれる方も数多くいらっしゃいます。

私がコーチングに興味を持つきっかけとなったのは、循環器科医としてキャリアを歩むにつれ「孤立した職人のような医師ばかりの臨床現場ではいけない」という考えが深まっていったことに起因します。職人肌の専門家であるほど、自分の意見を主張しつつも、同時に、他の専門家とも協力しなければならないという側面がとても大切になってきます。ただ、医学教育の過程では、コミュニケーションやリーダーシップについて集中的に学ぶ機会はほとんどないのが実情ではないでしょうか。そういった意味で、医療技術を一通り身につけた後に、こういったコミュニケーションについて学び直したことは、一人の医師としても非常に有益なことだったと振り返って感じています。

昨今、医療安全や感染対策が各病院の重要事項となっていますが、接遇に関しては、それぞれの病院の問題意識次第という状況です。コーチング以外にも様々な手法があるかとは思いますが、ぜひスタッフのコミュニケーションの円滑化という側面からできることがないか、病院経営者の方は意識していただけるとよいのではないかと思います。

本日は、臨床医がコミュニケーションについて学ぶ重要性も含め、本当に様々な貴重なお話をしていただき、まことにありがとうございました。

まとめ

島田先生は各地の病院を視察しながら、組織改革を行っていくに当たって、自院に足りないものを検討していかれました。

そして、コーチングについて院長を含む経営幹部で一緒に学び実践し、コーチング技術を活かしたコミュニケーションスキルを病院内に浸透させ、個人だけでなく、組織全体としてパフォーマンスの高い状態を維持できる状態をつくっていかれました。

現在は「私たちで作るオンリーワン・ホスピタル」という一つの目標を掲げてやっておられるとのこと。島田先生曰く、「これは、ベストワンのホスピタルではなく、自分たちが主体的・自発的・イノベーティブに考えた結果、世の中に一つしかない病院を作り上げる」のだという意味だそうです。

このように、コーチングスキルを通して、様々な職員から積極的に新しいアイデアを拾い上げる仕組みへと昇華させておられます。

循環器科医としても長年、第一線で活躍された島田先生は、大学病院長の任務を終えられた後も、どんどん新しいことに取り組まれ、今や日本の地域病院の未来像を見据えた病院内の組織改革にも果敢に取り組んでおられます。

また、最近では、他大学の循環器科の教授の方々からも、コーチングについてご質問を受けることが増えてきているとのこと。

先生は優しい語り口調の中にも、さらに、この新小山市民病院での先進的な取り組みを意欲的に推進されていかれるのだろうなという勢いが感じられました。同院はこれからの地域医療のモデルケースとなって、ますます日本の医療を牽引されていくのではないでしょうか。

INTERVIEW 3

プロ同士のチームワークを円滑にするためのコミュニケーション

DATA

病院名：国立病院機構九州がんセンター
住所：福岡県福岡市南区野多目3丁目1番1号
病床数：411床

九州地方において、最先端のがん治療を担う国立病院機構九州がんセンター。スタッフにプロ意識を持ち協力し合って働いてほしいと、経営幹部を中心に3年前からコーチングを実践しているのが、院長の藤也寸志先生です。当初は経営幹部を中心にスタートさせた取り組みが、現在では徐々に院内の各所に広がり始めている状況なのだそうです。高い専門性を持つスタッフが協働するがん治療の現場において、コーチングが果たしている役割とは――。一連の取り組みの成果や、医師の働き方改革の現状について伺いました。

藤 也寸志氏
国立病院機構九州がんセンター 院長／日本学術会議 連携会員／外科認定登録医／消化器外科認定登録医／がん治療認定医

職員に大切にしてほしかった「パートナーシップの考え方」

まず、九州がんセンターについて教えてください。

国立病院機構九州がんセンターには、約110人の医師を含むおよそ850人のスタッフが在籍しており、九州地方全域から訪れるがん患者さんの診療に当たっています。がんセンターとしては中規模ではありますが、だからこそ診療科の垣根が非常に低く、何かあればお互いすぐ助けに行き、相談に乗るというような文化が根付いた病院だと考えております。

藤先生が病院長に就任されてから、どのような取り組みをしておられますか？

私自身は2015年に院長に就任しました。就任以降スタッフに伝え続けてきたのは、「院内の各医療スタッフが各々プロとしての自覚を持って診療に当たってほしい」ということです。医師は医師、看護師は看護師としての専門性に誇りを持ち、主張すべきところは主張し合いながらも、パートナーとして認め合う。そんな対等な立場としてのパートナーシップがあってこそ、がん診療は成立するという考えから、院内の各所での職種をまたいだ勉強会や研修会などの活動を通じてお互いの専門性について理解し合う場を設けてみたり、懇親会を通じてコミュニケーションを促進してみたりしてきました。しかしその一方で、私がいくら「勉強しましょう」「交流しましょう」と訴えたところで、職員たちには十二分には響かないことも実感しておりました。

そんなときに、知人の病院長の先生にコーチングについて伺ったことが、一連の取り組みのきっかけとなりました。はじめのうちは興味本位に過ぎず、病院経営にどのように活かしていくべきかまでは考え切れていませんでしたが、実際、コーチ・エィのプロコーチからのアドバイスもあって、とりあえず当センターの副院長や診療部長、看護部長、事務部長、薬剤部長といった幹部層を相手に、コーチングスキルを活かしたコミュニケーションを取るようにしました。

コーチングを取り入れてみて、実際にどのようなことをお感じになりましたか？

コーチングを学び始め、あらためて納得したのは「コミュニケーションを取ることの重要性」

です。私自身コーチングを受けて実感したのですが、思考というのは、人と会話を重ね、自分の言葉にしていくことで、徐々にまとまっていくものです。この過程をうまくサポートしてくれる存在がいてくれることで、自分の行動に自信が持てるようになったり、ポジティブな気持ちで日常を過ごせるようになったりします。コーチングを学ぶにつれ、そうした機会を積極的に提供していくことも、院長としての自分の役割なのではないかと考えるようになりました。

もともと私のコーチングの実践相手（クライアント）となった経営幹部たちとは、毎朝のように会議を行い、意思疎通は取れているつもりでした。しかし、今から振り返って考えてみると、会議中のコミュニケーションはどちらかというと上意下達型で、彼らの考えを引き出すようなものではありませんでした。そこで、2週間に1回、30分程度面談の時間をとり、日常の問題意識や今後取り組みたいことについて話し合う場を設けるようにしました。そうしたところ、徐々に関係性にも変化が現れ始めます。私自身、彼らに対し「今日は何について話そうか」と考えるようになっただけでも、相手に対する興味が増したと思いますし、面談の場面でも、一人ひとりの考えや、希望を引き出せるようになっていきました。経営幹部の側もはじめのうちは緊張しているようでしたが、回を重ねるごとに効果を実感してくれるようになりました。そして、面談を始めて約1年後には、幹部が自身の部署でもコーチングを実践してくれるようになり、部下とやりとりする中で気づいたことを共有してくれるまでになっています。

このほかにも、コーチングを通じた取り組みについては、様々な試行錯誤を繰り返しています。その一つが、医師が病院事務職に、看護師が医師に面談を行うというような「職種をまたいだコーチング」です。冒頭でも申し上げたように、院内のスタッフにパートナーシップを結んでもらいたいと思っていましたから、こうした取り組みを通じて、お互いの立場や専門性に対する理解が促進されたらよいと期待して実行に移しました。新しい取り組みということもあり、スタッフも最初は苦労したようですが、実施後に行ったアンケートでは、おおむねよい反響が得られています。普段、接する機会がなかった職種の人と話すことで目線が変わり、新鮮な気持ちで思考が整理されるということもあるでしょうし、自分を理解してくれる存在が病院内の各所にいるようになったことで、仕事上の安心感が高まるといった効果もあるのかもしれません。

がんの診療を担う当センターには、当然、余命短い患者さんへの告知など、スタッフにとってストレスの高い業務も存在しますし、ターミナルになればなるほど、画一的ではない、状況に応じた対応が求められます。そうした日常の中で、自身の考えを整理し、周囲にも伝えながら納得感を持って働けるような環境を作っていくことには、非常に大きな意義があるように思います。

コーチングに合わせ「模擬患者とのロールプレイング」でコミュニケーション力を磨く

コーチングを診療に取り入れるような試みをされたりしていますか？

コーチングを通じたコミュニケーション改善に合わせ、当院では模擬患者さんに協力をお願いし、医師の診療の研修にも取り組んでいます。ある程度費用もかかりますので、対象は年間8人ずつ、副院長などの役職者から順に業務として参加してもらう形をとっています。2日間にわたって模擬患者さんから手厳しいフィードバックを受けるので、ベテランの医師であっても疲れて戻ってきますが、参加者の多くが「研修を受けてよかった」と言ってくれています。

日常的にたくさんの患者さんのケアに当たっている彼らではありますが、「コミュニケーション」という側面から集中的に自らの診療内容を振り返り、たくさんのフィードバックをもらうことは新鮮でもあり、しかも、日常の診療に役立つ気づきを数多く得られていると思います。

治療方針の意思決定を担う医師に対して、このように「コミュニケーションの大切さ」をあらためて認知してもらう機会を提供することで、院内全体の診療レベルの底上げにつながればと考えています。

ほかにも、取り組んでおられることはありますか？

このほかにも、当センターで特徴的なのが、各所で行われているチーム活動です。

私が院長に就任した1年目には「挨拶励行チーム」「チーム医療って役に立つのかどうかを考えようチーム」など、20～30チーム程度を発足させ、職種横断的に様々なスタッフに参加してもらうようになりました。当初は、チームに参加するメンバーを全員指名していましたが、現在では基本的に有志で構成されています。「お金がないからと治療をあきらめるがん患者さんのために、社会資源の促進を進めるチームをつくりたい」「スタッフの救急対応スキルを向上させるようなチームをつくりたい」といった声がスタッフから数多く出るようになり、私もメンバー集めといった必要なサポートについては惜しまず行うようにしています。そして、各チームには年1回発表の機会を与え、活動の成果を報告してもらっています。今後もＰＤＣＡを回して、それぞれのチームの取り組みをさらに実のあるものへと発展させていきたいと考えています。

「コミュニケーションを大切にする風土」がコロナ禍においても浸透

新型コロナウイルス感染症についての影響はいかがですか？

２０２０年９月現在、病院外の様々な方々のご配慮もあり、当院はがん専門病院として、新型コロナウイルスの患者さんの受け入れ要請等は受けていない状況です。しかし、がん患者さんにとって発熱症状は日常茶飯事ですから、発熱症状が認められるたびにコロナ陽性の可能性も毎回考慮しながら診療に当たっています。ＰＣＲ検査も相当数実施していますし、防護服を着ての作業になりますから、現場に与える負荷は大きい状態です。

コーチングを取り入れられていて、このコロナ禍において、何かお感じになることはありますか？

こうした状況において、コーチングがどのように作用しているかは正直まだ分かりません。しかし、コーチングを通じて、日頃関わる部下や仲間との対応の方法が変わってきたことによって、コミュニケーションがスムーズになっている側面はあるかもしれないと感じています。

ちょうど先日、自分の部署でコーチングを実践している職員の話を聴く機会があったのですが、「今までは学んだことをどう使うかに意識が向かいがちだったが、今はそれから離れて、相手を意識してコーチングができるようになった」という声が寄せられました。ほかにも、日頃関わる仲間全員に対する心構えや対応の仕方が変わってきているということは、皆が声を同じくして語ってくれています。先述の通り、当院の場合、コーチングを通じた取り組みはまだまだ発展途上ですが、スタッフ間に「コミュニケーションを大切にする風土」を多少なりとも浸透させられていることは、大きな成果だと考えています。

スタッフが誇りを持って治療に取り組めるように

「医師の働き方改革」について、ご意見を聴かせていただきたいのですが。

日本全体において働き方改革の必要性が叫ばれるようになって以降、当センターにおいても「働き方改革を考えるチーム」が発足しており、院内の各部門に活動の成果を発表してもらう場を設けるなどして、取り組みを促しています。

「医師の働き方改革」については、タスクシフトをはじめとして様々な業務の見直しを図っています。例えば、抗がん剤や造影剤のルート取りを基本的には看護師が担当するようになりました。タスクシフトを推進する上で私が大切にしていることは、タスクシフトを受ける側の立場にいるスタッフに対して、「プロとして認めた上でお願いする」ということです。

冒頭申し上げたように、スタッフには自身の専門性にプライドを持って、パートナーとして他のスタッフと協働してほしいし、「医師の働き方改革」に伴うタスクシフトについても、「自分たちのプロとしての権限や使命が広がるチャンス」として前向きに捉えてほしいと思います。まだ取り組みとしてはこれからですし、課題も多い状況ではありますが、今後も積極的にコミュニケーションを重ねながら、スタッフ一人ひとりが誇りを持って働ける環境を作っていきたいと考えています。

まとめ

3年前から、院長先生自らがコーチングを学び、そして、病院幹部にコーチングを実践されて始まったムーブメントは、病院幹部の方々を通じて、院内の各所に職種をまたいでの取り組みとして浸透し、発展し続けています。

そして、がんの診療を担う病院として、余命短い患者さんへの状況に応じた対応も常に求められるため、医師・看護師などといった職種にとらわれず、パートナーシップの関係性を築きながら働くことが重要な職場だからこそ、多職種間でのコミュニケーションが必須であり、そこにコーチングを上手に取り入れていこうという、院長先生の熱い思いが感じられました。

さらに、コーチングを取り入れたことによって、「医療スタッフの方たちが、日常の中で自身の考えを整理し、周囲にも伝えながら納得感を持って働けるような環境を作っていくことは、本当に非常に大きな意義がある」というお話を伺って、「医師の働き方改革」が目指すあり方の一つがここにあるのではないかと強く感じました。

INTERVIEW
4

不安定な時代を生き抜くために、病院に求められる「コーチングを活用した病院マネジメント」の極意とは

畑埜義雄先生は、麻酔科教授として20年も前からコーチングを実践し、大学病院における医局員の定着や手術室全体の組織改革に取り組んでこられました。現在、臨床の第一線は退かれましたが、その経験をもとにコーチングを活用した病院マネジメントの考え方を広めていらっしゃいます。特定医療法人の病院長の先生方など、多くの病院経営者に講演したりコンサルティングしたりするなど、今でいう「医師の働き方改革」のノウハウを伝授するための活動を積極的に行っておられます。多くの病院経営者と携わる中で感じられている組織改革のポイントや、今後の病院運営に求められるマネジメントの極意について伺いました。

畑埜　義雄氏
畑埜クロスマネジメント代表／日本臨床コーチング研究会 前会長／和歌山県立医科大学麻酔科　名誉教授

20年間退局者ゼロ人の医局で、教授が実践したこと

先生がコーチングと出会われたきっかけから教えてください。

私がコーチングに出会ったのは、約30年前、和歌山県立医科大学附属病院麻酔科の教授に就任して間もない頃でした。当時、どのように医局をマネジメントしていけばよいのか悩んでいた私は、偶然、NHKニュースの特集で、アメリカでは部下の指導にコーチングを活用しているということを知り、コーチ・エィの前身であったコーチ・トゥエンティワンのコーチング講座（CTP）※の受講を決意しました。

コーチングというスキルが今以上に知られていなかったこともあり、コーチングを習っていることは周囲には伝えず、週に一度、朝6時半から1時間、教授室にこもって電話でコーチングのレッスンを受けていました。

コーチングのライセンスを取得するまでには1年半ほどの月日を要しましたが、一連の講座では、傾聴・質問・承認といったスキルの重要性を痛感しました。同時に、これらのスキルの「重要性を理解した」だけでは不十分であり、このスキルを日々の手術室全体のマネジメント

※コーチ・トレーニング・プログラム（現在のコーチ・エィアカデミア）

に上手に活かし続けていくことはそう簡単でないことも痛感しました。

コーチングはあくまでスキルであって、実践できなければ当然意味がありません。初歩的ではありますが、相手が話している間はしっかり相手の話を聴き、自分の話す時間を測りながら「自分が話し過ぎてないか?」と注意したり、毎日、医局員の中でターゲットを決めて「自分はあなたのことを気にかけている」という「承認」のメッセージを伝えるようにしてみるなど、コーチングで教わったことを医局員や手術室の看護師などとのコミュニケーションの中で行動に落とし込むようにして、徐々にコーチングスキルを自分なりに活かせるようになっていったと思います。京都大学で教鞭をとった講師の時から和歌山県立医科大学の教授になるまで、上手に教えることがよい教師だと思っていましたが、コーチングを教わってから「考えさせる」のがよい教師だと思うようになりました。その結果として、20年に及ぶ和歌山県立医科大学での教授在任期間中に、和歌山から離れて地元へ帰りたいという医局員の二人を除き誰も退職させることなく任期を終えることができたことは、私にとっての誇りとなっています。

和歌山県立医科大学附属病院麻酔科の医局内における取り組みの中で、特に意識されたことは、どんなことだったのでしょうか?

私が特に意識したのは、定期的な面談や日常の働きかけの中で、医局員一人ひとりに「君は君でよい。君がいるから助かっている」というメッセージを発信し続けたことではないかと思います。コーチングのコアスキルともいえる傾聴・質問・承認といったコミュニケーションを意識的に取り入れていった私は、いかに多くのスタッフが「自分はどうあるべきか?」「何を行えばよいか?」に悩んでいる（混沌状態）ことに気づきました。ただ、そうしたスタッフにとにかく話をさせ、考えを言語化してもらうと、本人の中ですでに答えが出ていることも多く、こちらが少し応援する姿勢を見せ、できる限り仕事を言語化させるだけで、日常の業務に邁進してくれることも実感していました。混沌状態では、自分の行っていることやその意味が言語化されていないと思われます。

このように、スタッフに「気づき」の機会を与え、前向きに挑戦しようとする姿勢を精一杯応援していく。その積み重ねがマネジメントにおいては重要なのだと強く感じています。特に私が教授を務めた麻酔科は、外科系の診療科の意向を踏まえながら連携を取って仕事を進めることが多いため、「自分がどのように主体性を発揮していくか」が曖昧になりやすいという特徴があります。ですから、こと医局員に関しては、上司が部下の悩みに向き合い、オープン・

クエスチョンを繰り返しながら、部下がきちんと自分の考えを言語化できる状態を作ってあげることが大切だと考えます。そして、時には「こんなことにも挑戦してみたら？」と提案し、医局長には「医局員と飲みにでも行って、話を聴いてやってくれないか？」などと依頼し、アドバイスして、視野を広げるような工夫も行いました。こうした働きかけを数十人単位の医師たち相手に実践した結果、5年ほどで医局の雰囲気も活性化したものになり、組織としての結びつきが非常に強固なものになっていった気がします。

大学病院に限らず、多くの医療の職場において、医師や看護師は、周囲が思っている以上に様々な悩みを抱えながら働いています。そんな日常に存在する不安因子が募りに募り、自分の中でうまく整理できなくなってしまった結果、安易に退職を選んだり、時にはバーンアウトしてしまう事態も残念ながら存在するかと思います。上司や先輩が部下や後輩に気を配り、思いやりのある声がけとサポートをしていくことは、このような不幸な事態を減らすことにもつながっていくのではないでしょうか。

上司が部下と接する基本として、ＳＯＡＫがあります。

S：信頼関係

O：思いやり

A：安心
K：希望

私がコンサルに行っている病院では、自発的に各部署の入口に大きな看板を掲げています。

今、経営層にこそ病院マネジメントにコーチングが本当に必要

現在、コーチングを活かして、どのような形で多くの病院経営者にアドバイスされているのでしょうか？

私は大学を定年退職した時点で、臨床の第一線から退き、コーチングスキルを活用した病院経営のマネジメントについて、各地の病院経営層や現場リーダーの方に講演したり、コンサルティングを行っています。

最近では病院経営者の方から「自院のスタッフにコーチングを行ってほしい」と依頼を受けることもあるのですが、これまで多くの経営改革を目の当たりにした中で思うのは、「今の時

代の病院経営において、コーチングが必要なのは部下でなく、まさに経営者自身である」ということです。部下にいくらコーチングを教えても、経営者がコーチングを知らないのでは、コーチングを活用したマネジメントができるわけはありません。実際に私は、病院長として経営を実践されている先生方にもコーチングを行っていますが、社会的な背景や医療機関の果たす役割が大きく変わろうとしている昨今、病院経営者がその病院についてのビジョンを明確に言語化する作業は、そう簡単ではないと感じます。経営者がコーチングを通して言語化することが重要です。

ここでいう「ビジョン」とは、誰かの言葉を借りたような「当たり障りのない美辞麗句」ではなく、あくまで病院経営者自身が自分の言葉で、愛情なり情熱を込めて語られるべきものであり、そうでない限り、スタッフたちに真意は伝わらないと私は考えています。病院経営者がたった一人で自院のビジョンを自分の言葉で語れる環境をつくることは意外と難しく、「ビジョンを持っているつもりだった」という先生であっても、多角的に質問を投げかけてみると、軸が一貫していなかったり、理念とビジョンからくる戦略の細部を語れなかったりすることが予想以上に多いのが実情です。成功している病院の真似をしたり、スタッフに意識変容を促したりする前に、まずは経営者本人が自分自身に徹底的に向き合い、自分の考えを言語化し、病院運営の戦略として落とし込んでいく。組織改革はまずそこからだと、各病院の経営者の方々には伝えています。経営者には耳の痛い話になるかもしれません。

今回の新型コロナウイルス感染症の渦中において、病院経営者はどのように考え、行動すればよいとお考えですか？

このコロナ禍において、病院経営者は自院のビジョンを明確化させる必要性がさらに高まったと感じています。このような危機的状況は、スタッフの主体性なしには乗り切れません。その中でカギになるのは、病院経営者の「説明責任」ではないでしょうか。経営的に苦境に陥っている病院も多い現状において、中には伝えにくいメッセージもあるかもしれませんが、その時に重要なのは、経営者の「謙虚さ」だと思います。謙虚さがあれば、自分自身の立て直しであるフィードバックが可能です。

もちろん、先はど申し上げたように、ビジョンを言語化し、しっかりと職員に伝えながらも、現実に起こってしまったことに対しては真摯に受け止め、現場スタッフの声をしっかりと聴く。特に今回のコロナ禍のような状況では、経営者自体が答えを持っていないことも多いのが実情だと思います。そうしたときは、相手を選んだ上で「あなたの力を借りたい」「私はこう考えるが、これでよいだろうか？」と、医局、院内のキーパーソンに相談するのも手ではないかと思います。

　現在の状況においては、病院長や教授に権限を集中させ、トップダウンで意思決定を下すかつてのやり方はなかなか通用しません。例えば、ボーナスが出せないことをきちんと伝える、逆にボーナスを（無理をしてでも）出すのであれば、その裏にあるメッセージもきちんと伝える。経営がどれだけ大変かということを院内のスタッフ全員に対して具体的に伝えていくことが重要なのではないかと考えます。スタッフ一人ひとりが納得した上で働ける状態をつくれるかどうかによって、「淘汰される病院」か「勝ち残っていく病院」かが分かれていくのではないでしょうか。

　このように、病院長の発言や働きかけ一つで、臨床の現場の雰囲気は一変します。院長から「君はどう思う?」と投げかけられるだけで自己肯定感が高まるスタッフもいますし、「これからはあなたたちの時代だ」と期待をかけることで、活力を持って働いてくれる部門もあるはずです。ご自身のビジョンを見定めた上で、各部門・各個人の特性をよく観察し、タイプ分けを行い、ぜひ「職員に刺さる言葉」を強く意識しながら、病院マネジメントに当たっていっていただけたらと考えています。

「医師の働き方改革」は、「環境とマインド」の両軸で

これから「医師の働き方改革」が本格化していきますが、病院経営者や各診療科のトップたちは、この時代をどのように乗り切っていくべきとお考えですか？

やはり感じるのは、「昔のような根性論や画一的な価値観で若手医師を引き止められる時代はもう終わった」ということです。こうした中で大切になってくるのは、各診療科目のトップたちが「どんな生き方の選択肢を示せるか」ではないでしょうか。診療科目の「やりがい」はもちろん、どのようなライフスタイルがあり得るのか多様性を示しながら、各診療科のトップご自身の言葉で語ることはもちろん、今の時代にマッチした医局員の働き方を実際に具現化し、後進の者たちへ示していくことが重要だと考えます。

その時に大切なのが、まず物理的に働きやすい環境を作ること。勤務環境や待遇を整え、様々な境遇に置かれたスタッフみんなが活躍できるよう、システムを変革していくことが、この中には含まれると思います。各個人の価値観が違っていることが、時代の大きな変化でしょうか。

現在は、VUCAの時代といわれています。V：Volatility（変動性）、U：Uncertainty（不確実性）、C：Complexity（複雑性）、A：Ambiguity（曖昧性）です。取り巻く社会環境の複雑性が増し、次々と想定外の出来事が起こり、将来予測が困難な状況を意味する言葉です。

加えて、昨今大事になってきているのがマインド面の充実です。コーチングもこのマインド充実のための一技術だと思います。つまりは、医局員たちが、日常業務の中で「やりがい」を感じたり、長期的なビジョンを持てるような環境をいかに整えていけるかではないでしょうか。

前者がマネジメント領域だとすれば、後者はリーダーシップの領域といえるかもしれません。病院経営者はもちろん、各診療科目のトップが、この両輪を意識し、全医局員と向き合っていくことが、これまで以上に求められていると感じます。


しかし、こうしたマネジメントやリーダーシップのスキルも、コーチングと同様に一朝一夕で身につくものではありません。特に管理職に就任するようなスタッフには、その必要性をしっかりと伝え、具体的なノウハウとして身につける機会や環境を作っていかなければ、いつまで経っても病院内に「文化」としては根付いていきません。

私が携わっているある病院では、副主任など、一定のリーダーシップを求められる役職に就任したスタッフには、主任クラスから月1回、リーダーのあるべき姿を教える「屋根瓦式」のワークショップを実施しています。1年ほどの期間があれば、概念的な部分はしっかりと意識できるようになります。そして、このワークショップを受けたスタッフが、次の講師を担当できるほどに成長していきます。さらに、それぞれのワークショップで話し合われた内容は、院長や各部署の幹部たちにも共有されるようにもなっており、次の世代を担う若手がどのような問題意識を持っているのかが、上層部にも伝わるように工夫しています。このように、次世代のリーダー層を育成する仕組みを意識的に設けていくことが非常に大切だと思います。

コーチングを活用し、個々が「やりがい」を持ち、強固な組織づくりを！

最後に、全国の病院長の先生方にメッセージをお願いします。

本書をお読みになって、コーチングに興味を持たれる先生方も多いかと思います。だからこそ強調したいのは、冒頭でもお伝えした通り、「コーチングはあくまでスキルに過ぎない」ということです。まずは経営トップが、自院のビジョンをよく見極め、それを病院マネジメントへと落とし込み、全スタッフに示していく。その一方で、病院が置かれている環境や、現場のスタッフたちの声についても謙虚な姿勢で受け止めるようにし、あらゆるスタッフが前向きに業務に励めるよう、試行錯誤を続けていく。こうした一連のコミュニケーションにおいて、いかに一つのコミュニケーションのスキルとしてコーチングを上手に活用していくかが大変重要なポイントだといえます。

そして、一人ひとりの医師や医療者たちが、それぞれに「やりがい」を持てる環境を整えることが大切で、その一人ひとりが集まって、「やりがい」がグッと集結した時に、ものすごく強固な素晴らしい組織になっていくと思うのです。

先の見えない現代社会において、こうしたコミュニケーションによる結束が高まっていく病院とそれができない病院とで、その病院の命運が分かれていくといっても過言ではないと考えています。

まとめ

畑埜先生は、日本でいち早く教授自らがコーチングスキルを習得し、傾聴・質問・承認などのノウハウを実践されてきました。そして、このコーチングスキルを有効に活用され、医局員が日常診療の中で抱える不安や戸惑いに対してともに向き合い、前向きに業務に邁進できる環境を提供し続けてきました。

このコロナ禍も含め、先行き不透明な現代社会の状況下（ＶＵＣＡの時代）において、まずは病院経営者や診療部長といった医療のトップ層が自らコーチングを学び、自分自身の言葉で病院マネジメントや診療についてのビジョンを明確な言葉で言語化することが重要だと説いています。

その上で、病院内の各部門の運営に当たっては、率先して働きやすい環境づくりを行い、加えて、全医療スタッフが長期的に働き続けたいと思えるようなマインドを醸成する取り組みも、併せて行っていくことが大切であると強調されていました。

また、コーチングスキルを上手に活用していけば、５年ではなく２〜３年で、十分このような組織づくりが可能だとも話されています。

「医師の働き方改革」における病院マネジメントの実践的なアドバイスを誰よりも早く行ってきた大学教授だからこそ、われわれはこれらの言葉の重みを感じずにはいられません。

INTERVIEW
5

「まさかの事態」に強い、組織づくりの秘訣

DATA

病院名：大隅鹿屋病院
住所：鹿児島県鹿屋市新川町6081-1
病床数：391床

全国の医療機関に大打撃を与えたコロナ禍に加えて、九州では「令和2年7月豪雨」とも呼ばれる記録的な大雨に見舞われるなど、危機的な状況が重複して発生する事態となりました。鹿児島県・大隅半島において救急医療を担っている大隅鹿屋病院では、副院長の田村幸大先生が感染管理医師として病院の方針を検討。その過程において力を発揮したのが、田村先生が4年前から実行してきた「コーチングを通じた組織風土づくり」だったといいます。日々、目まぐるしく変わる情勢下で、変化に対応できる組織をどのようにつくっていかれたのでしょうか。また、今後本格化していく「医師の働き方改革」を進める上でのお考えもお聞きしました。

田村　幸大氏
大隅鹿屋病院副院長／同内科部長／日本内科学会総合内科専門医／日本腎臓学会専門医／日本救急医学会専門医

「ロールモデルがいない」中でのコーチングとの出会い

田村先生は、若くして副院長というポジションに就いたことにより、様々なことを学ぶ必要があると自ら感じ、コーチングを自腹で学び始められたとのことですが、大隅鹿屋病院副院長として、コーチングを学んでみようと思われた経緯について教えてください。

私が大隅鹿屋病院に赴任したのは医師になって6年目のことです。複数の徳洲会系列の急性期病院で経験を積んだ末、初期研修を受けた当院へと戻ってくる形での赴任でした。着任1年後には内科の責任者、現在では副院長にも就任したものの、私が困ったのは、「自分より経験年数の多い上級医がいないこと」でした。このため、「倣う相手」がいない状況に悩まされ続けていました。加えて、内科医が大量に当院を離れてしまう事態も経験しましたし、診療体制としても本当にギリギリのところを「根性でどうにか乗り切ってきた」というのが正直なところです。

「コーチングを学んでみたい」という気持ちが湧いたのも、こうした境遇によるものが大きかったように思います。特に、内科医の人数が少なくなってしまったときは、どのように自分がマネジメントをしていくべきかが分からず、先が見えないという不安ばかりが募っていました。そんな私が副院長に就任したばかりの頃に、ある医学系の雑誌で目に留まったのがコーチングでした。十分な勉強時間を確保できないことなどから当初は本格的な学習を躊躇しましたが、「チャンスがあれば勉強してみたい」という思いは心の片隅に残り、その約4年後、腹をくってコーチ・エィのコーチング講座（CTP）※の受講を決意しました。自分のマネジメントスキルを向上させるための投資だと思えば受講料も決して高くないと思いましたし、何より、私がコーチングスキルを身につけることで、院内のチームが今以上に力を合わせて地域医療に向き合えるようになるのであれば、何にも代えがたいと思ったのです。

コーチングがもたらした効用

1年半かけて受講したコーチングでは、実際に数多くのメリットをお感じになったとのことですが、具体的には、どんな効果を実感されましたか？

スタッフに対して1対1で行うコーチングはもちろん、チームビルディングのノウハウは非常に勉強になりました。さらに、コーチングを学ぶ過程で、医療以外のお仕事をされている方々

※57ページ欄外の注参照。

と知り合えたことも自分の視野が広がり、大きな収穫でした。受講仲間と連絡を取り合う中で、一般の方々の医療に対する見方が分かるようにもなりました。

そして、実際に当院におけるコーチングの活用としては、看護部のスタッフや内科の医局員に対する定期的な面談（1on1）から始めました。月1回、30分程度の時間をもらって、日常業務について感じていることや、今後長期的にどうしていきたいのかを、コーチングのスキルを用いながら話を聴いていきました。

この取り組みを開始してから、病院内でどのような変化が認められるようになりましたか？

4年以上、定期的な面談を続けてきた結果、看護師をはじめ様々な医療スタッフが「どんなことをしていくことが組織に役立つのか」といったことを非常によく考えてくれるようになったり、さらには糖尿病療養指導士の資格に加え腎臓病療養指導士資格を取得したり、学会発表を励行するようになってくれたりと、自発的に業務を推進するようになってきました。また、管理職レベルの立場のスタッフの中には、もともとコーチングに興味を持っていた者も多かったようで、私が行っている定期面談を参考にしながら、自身の部下にも同様の面談を行うようになったおかげで、院内においてコーチング的なスキルが徐々に浸透していくことを感じられるようになりました。

マネジメントだけでなく、実臨床の風景も変えてくれた「傾聴」

先生が意識されているコーチングスキルには、どのようなものがありますか？

部下との面談で活かせるスキルでもあり、コーチングを学ぶ中で私が自分に足りていないと感じた技術が「傾聴」です。

もともと私には、「これが正しい道だ」と思ったら、そこに突き進んでしまう性分があり、見方によっては非常に独善的で、なかなか人の言うことに耳を貸さない部分があったと思います。ところが、コーチングを学ぶようになってから、人の話をじっくり聴く時間を持つようになりました。例えば部下の内科医から治療方針に関する相談をされたときも「こうしたらいいのではないか」と答えをいきなり言うのではなく、質問を返すような形で「先生はどうしたいと思っているの?」などと話を引き出していく。すると、本人がすでに答えを持っているケースがしばしばあることにも気づきました。相手の意見を聞いた上で、「それで大丈夫じゃないかな」「僕がその患者さんを診ても、そう判断すると思うよ」と背中を押すだけで、安心して前向きに業務へと戻っていく部下の様子を見て、手応えを感じていくようになりました。

こうした「傾聴」の技術の大切さは、マネジメントだけではなく、実臨床の現場においても有用だとお考えですか？

糖尿病療養指導士のスタッフにもよく説明するのですが、なかでも私が強調するのは「相手から見えている風景を知ること」の重要性です。患者さんのお話をずっと聴いていくと、「この方には、今の状況がこんなふうに見えているのだな」という風景が見えてくる瞬間がありま す。それが見えないうちに自分の見方で解釈し、話をさえぎって意見をしてしまうと、患者さんの真意がつかめなかったり、患者さんからしても、十分に話を聞いてもらえたという感覚にならなかったりします。

例えば、ゆっくりと進行していく腎機能障害がある患者さんの場合、極論を言えば、服薬を明日から止めたとしても急激に症状が悪化するということはほとんどありません。さらに、患者さんがしっかりと服薬指導を守ったり、食事療法を1ヵ月頑張ったからといって、それだけでよくなるわけでもありません。あくまで「正しい生活習慣を地道に継続すること」が大切になってきます。

医師のアドバイスを一方的に伝えただけでは、患者本人にとって根本的な解決につながらないことが多いので、やはり患者さんの前向きな姿勢をいかに引き出していくかが大切になってくるのです。コーチングを通じて学んだコミュニケーション手法が、マネジメントだけでなく、患者さんとのやり取りにおいても役立ったことは、私にとって大きな収穫でした。

コロナ禍において、スタッフが「自院の使命」を自覚できたわけ

鹿児島県では、2020年6月下旬に、一気に100人程度にまで新型コロナウイルスの感染者数が急増したそうですね。

それまでは「こんな田舎の病院にまで感染患者がやってくることはないのでは」と思っていたところにクラスターが発生し、大隅半島においても陽性者が続出する事態になり、緊迫感を感じました。私は大隅鹿屋病院の感染管理医師という役割も担っており、今回のコロナ禍に、病院としてどのように向き合っていくかを主導する立場でもあります。当然、職員の安全も守らなければなりませんし、新型コロナウイルス感染症以外の病気で受診している患者さんもたくさんいらっしゃいますから、こうした方々を守っていく責任もあります。大隅半島において

最大の救急医療の担い手として、コロナ禍においても救急対応は継続しなければならない中、「判断しなければならないこと」は山積みしている状態でした。

そのような緊急事態においても、コーチングを学んでいたことが役立ったと実感することはありましたか？

今回のコロナ禍における未曾有の危機的状況においては、「自院がどのような役割を果たすべきか」という根本に立ち返ることが必要不可欠となりましたが、常日頃からコーチングを実践し、自分の考えをスタッフに伝えたり、スタッフの意見を引き出す努力をしていたおかげで、「コロナ禍において、自分たちが何をすべきか」を迷う場面が、ほとんどなかったです。

もし、自分の考えに向き合う習慣を持っていなかったら「自分たちも感染するかもしれないから、受診を断ったほうがいいのではないか」などと、最も楽な対処法を考えてしまったかもしれません。ただ、そうではなく「仮に発熱を伴う患者さんを当院が断ったら、大隅半島で何が起こるか」「今までこの地域の救急医療を支えることをミッションとしてきたのに、新型コロナウイルスが発生したとたんに方針転換することは正しいのか」といったことをしっかり話し合える風土が院内に醸成されていたことは、団結して危機的状況を乗り越えるために、非常に重要な要素であったと感じています。

もちろん、こうした話し合いをしたところで新型コロナウイルス感染症に対する恐怖心をゼロにすることはできません。しかし、この恐怖心を前提とした上で、自分たちのミッションを果たしていこうという建設的な視点で検討を進めることができました。その一連の議論の中ではやはり、コーチング的なマインドを持っていたことの意味が非常に大きかったと感じています。

最終的に当院では、手術や心臓のカテーテル手術などは止めず、救急搬送についても原則として断らないという理念を継続することを決めました。その一方で、どういった対策をすれば比較的安全に診療できるかという情報発信など、現場の医療従事者の不安を少しでも軽減できるような対応にも心がけています。どこまでやっても「100%安全」と言い切れる状態にはなかなか至りませんが、それでも、懸命に対応してくれるスタッフのために、できるだけのことは伝えていこうと考えています。

「医師の働き方改革」においてコーチングが果たす役割

医師をはじめとする「医療従事者の働き方改革」において、コーチングが大きな力を発揮し

ていく余地はあると思われますか？

いろいろな診療のチームを見ても、例えば人数が3人で、お互いに協力し合えば1＋1＋1の結果として5や6の仕事ができるチームもあれば、コミュニケーションの行き違いがあったりして、2・5くらいの仕事しかできないということもあります。

このように、単純な足し算の結果ではなく、プラスアルファの部分をいかに生み出すかというのは、コミュニケーションをしっかり取ること以外に、特別すごいツールがあるわけではないと思います。

当院も、実際にメディカルクラークを採用し、医師の事務作業時間はかなり軽減してきています。さらに、「この業務は、このチームで請け負うことができるんじゃないか」というような分析を行ったり、話し合ったりする場面において、日頃からコーチングによってコミュニケーションを取っていることが、プラスに作用しているように感じます。

コーチングなどを通じてみんなで力を合わせてこの難局を乗り越えようという空気が生まれるようなチームにしておくことが、結果として、病院を守ってくれることになるんじゃないかと思います。

先生のお話を聞いていて、医療者がコーチングを用いるようになると、患者さんへの診療や療養指導の質もより高くなっていくし、組織の質も高くなっていく。その両方が同時に起こるように感じました。

そうですね。どちらかだけではなくて、車の両輪のように、どちらにもプラスに作用していくのではないかと感じますね。

大変素晴らしいお話を聴かせていただいて、本当にありがとうございます。

まとめ

田村先生は、若くして副院長というポジションに就かれたことにより、様々なことを学ぶ必要があると自ら感じ、コーチングを学び始めました。

その中で、１on１を用いた定期的な面談を通じて、スタッフの自主性が育まれたほか、業務への考えや今後のビジョンについて率直に語り合える関係を築き上げていかれました。

そして、スタッフと腹を割って語り合える風土を作っておくことによって、今回の新型コロナウイルス感染症と豪雨災害といった「複合的な危機的状況」が起こっても、院内の医療スタッフみんなで乗り越えていくことができたそうです。

このように、自由闊達に意見交換できる雰囲気が作られていることで、院内の各部署の連携が促進され、「医師の働き方改革」が加速することが期待できます。加えて、医療者がコーチングを習得することで、患者さんへの診療や療養指導の質もより高くなっていき、組織の質も高くなっていくことも期待できます。このほかにも、初期研修後にそのまま残ってくれる医師の割合が高くなっていたり、看護師の離職率も低く維持できているともお話しになっていました。

こういった様々な相乗効果が院内で同時多発的に起こるようになっていくお話は、多くの医療機関で大いに参考になるのではないでしょうか。

INTERVIEW
6

コロナ禍で「大学に行けない」激変した医学生教育への効果的な処方箋は

新型コロナウイルス感染症の影響は、医学部での臨床実習等へも及んできています。そもそも登校を制限され、医学生の実習形式での授業が難しくなっている中、現場で最も心配されているのが医学生たちのモチベーションの維持です。コーチングを活用してこれを解消しようとしているのが、横尾英孝先生です。千葉県・国保旭中央病院の臨床現場でコーチングを取り入れたマネジメントを行い、一定の成果を感じた横尾先生は、その経験を今度は千葉大学の教育現場にも応用しています。横尾先生がコーチングを通じて得られた知見や、医学教育の最前線で行われている工夫、今後の展望について伺いました。

横尾　英孝氏
千葉大学大学院医学研究院　医学教育学 講師／千葉大学医学部附属病院　糖尿病・代謝・内分泌内科　糖尿病専門医・研修指導医／日本コーチ協会認定メディカルコーチ／一般財団法人生涯学習開発財団認定マスターコーチ

発言が少なかった「定例会議」が生まれ変わったきっかけ

先生がコーチングと出会われたきっかけを教えてください。

私がコーチングに出会ったのは、千葉大学の医局人事で国保旭中央病院へ赴任した時のことでした。学生時代同期で医局でも同僚であった大西俊一郎先生（現・国際医療福祉大学成田病院 講師）から「最近企業ではコーチングがよく使われていて、これからは医療の世界でも絶対必要になる、一緒に学んでみよう」と誘われたのがきっかけです。

国保旭中央病院に赴任した当時は、都市部でしか勤務経験のなかった私にとって、患者さんや医療者の生活習慣病治療に対する認識が地域によってここまで違うのかと大きなカルチャーショックでした。同時に個々の力の限界を感じ、チーム医療を活性化しようとしたのですが、具体的な方策もなく、医療職のチームビルディングやエンパワーメントに役立つのであればと、藁にもすがる思いで大西先生と一緒にコーチ・エィのコーチング・プログラムに参加しました。

実際に、コーチングを取り入れてみられた感想はいかがですか？

結論から言いますと、実際にコーチングを導入したことでチームワークが非常によくなり、スタッフが生き生きと働くようになりました。国保旭中央病院では私たちが赴任する前から看護師や管理栄養士など様々な職種からなる糖尿病診療チームによる定例会議が行われていたのですが、「医師からの提案に他のスタッフがついてくる」という状態でした。

そこでわれわれが意識したのは、報告・伝達が中心的だったそれまでの会議を改め、みんなで模造紙を使ってアイデアを出し合ったり、ワークショップを取り入れたり、さらには「この地域全体の糖尿病をよくする」という目標をチーム全体で共有することにも注力しました。また、1対1のコーチングではスタッフ一人ひとりに自分がどんな貢献ができるか、何がやりたいかを定期的に話し合い、スタッフから意見をたくさん引き出すようにしました。こうした結果、病院外のイベント（地域の産業祭りや健康相談コーナーなど）にも多くのスタッフが積極的に参加するなど、これまでなかった取り組みが形になっていったのです。

こうした成果は、徐々に病院内にも広まっていきました。当初は私と大西先生がチームメンバーに依頼して始めたコーチングでしたが、他のメンバーから「私にもコーチングをしてほしい」と立候補があったり、コーチングを受けたメンバーが「この人はうちの部署で期待のホープだから、チームに入れましょう」と新しいメンバーを紹介してくれたり、コーチングの文化が自然と院内に広まっていることを実感しました。

大学病院でも注目を集めた「コーチングの効果」

その後、また大学病院へ異動となったのですね。

はい。このようにチーム医療でのコーチングの効果を実感した私は、千葉大学へ戻って学生や研修医の教育を担当するポジションに就任し、医学教育という分野でもコーチングを活用してみたいと考えるようになりました。

正直なところ、最初のうちは「大学病院でコーチングなどと言ってもあまり相手にされないのでは」と思っていたのですが、教育に携わっている先生方の間ではコーチングに対する関心度は非常に高く、「自分にも教えてほしい」と多くの教員が声をかけてきたのが非常に印象的でした。

あらためて考えると、若い医師への教育はどんな分野であっても必要ですし、頭の柔らかいうちにコーチングを行ったほうが、その後の伸びしろも大きいのではないでしょうか。特に、学習成果が医学生の主体性に大きく依存する臨床実習にコーチングを導入すると大きな効果が期待できるのではないかと思うようになり、科研費を獲得してコーチングが臨床実習中の学生に及ぼす影響についての研究を開始しました。このような経緯もあって2020年4月から大学の医学教育部門へ着任することとなりました。これにはコーチングに関心を持ち私の活動を応援してくださった糖尿病・代謝・内分泌内科教授と、医学教育の国際学会での発表や科研費の申請をサポートしてくださった医学教育研究室長の教授のご支援が大きな後押しとなりました。

最近は、具体的にどのような形でお仕事をされているのでしょうか？

現在は糖尿病外来で診療も行いながら、医学教育研究室に在籍する医師として、医学部だけでなく看護学部、薬学部の学生も対象に授業を担当したり、実技試験の試験監督を務めたり、研修医の進路相談や採用試験の実施、ファカルティディベロップメントなど医学教育全般の業務を担当しています。

コーチングについては、気持ちとしてはすべての学生や研修医に実施したいのですが、私一人では到底無理な人数ですので、いくつかの診療科の教育担当の先生にもコーチングを教授し、複数の教員が学生にコーチングを行うという活動にも着手し始めました。千葉大の教育専任の医師にもともと教育技法に関して意識の高い先生が多かったことや、医学教育専門家の上司がいることもこれらの活動の大きな追い風になっています。

医学部教育でのコーチングの成果は？

コーチングの導入に当たり、医学生の反応はいかがですか？

予備検討として数名の臨床実習中の医学生や研修医にコーチングを行ってみたのですが、とても好意的に参加してくれました。昨今の医学部教育では、模擬患者やシミュレーターを用いた医療面接や診察の実技試験に合格しないと臨床実習に参加することができません。そのための学習でロールプレイやフィードバックにも低学年の頃から馴染んでいる学生が多いですし、座学型の講義より興味を持ちやすいのかもしれません。

実際のコーチングは、例えば「臨床実習期間中に週1～2回、10～15分程度コーチングセッションを挟み、医学生の現状や目標、課題を明確にする」というような形で行っていました。医学生の中には、もともと人とコミュニケーションを取るのが苦手だという方もいますが、通常の実習中にちょっとしたコーチングセッションを入れることで、「担当患者さんにどう接したらよいのか」のような自己学習では解決が難しい課題が自身の中で整理され、自信を持って実習に臨めるようになった学生もいました。

コーチングを受けた医学生からは「患者さんと話すときに、ぎこちなさがなくなった」「指導医にも疑問点をすべて質問しようとする姿勢が身についた」といった感想が出ています。同じ実習グループの学生から見ても、コーチングを受けた学生は病棟の担当患者さんのところに頻繁に足を運ぶようになるなど、積極性も出ていることが同僚評価で確認されました。

裏を返して考えてみると、これまではいくらペーパーテストの点数や医学知識に優れた医学生であっても、コミュニケーションが苦手でうまく患者や指導医と接することができない場合に、適切な指導が十分に行えていなかったのだと思います。昔であれば「君には基礎研究が向いているよ」とアドバイスだけして終了だったかもしれません。しかし、「あなたにはこんな強みがある」「あなたがこんなふうに話すと、患者さんはこんなふうに感じると思います」と気づかせてあげるだけでも、その医学生の将来像が大きく変わってくるのではと感じます。もともとポテンシャルの高い学生たちの集まりですから、気づくきっかけさえ与えられれば、そこから先は自走できる学生も多いのではないでしょうか。

コロナ禍で激変した医学生たちのキャンパスライフ

新型コロナウイルスによるパンデミックは、医療現場や医学部教育の現場にどのような影響を与えていると感じになっていますか？

やはり、多大な影響を及ぼしています。千葉大学医学部附属病院においても積極的に新型コロナウイルス感染症の患者さんを受け入れており、延べ70人以上（２０２０年7月29日現在）を加療しています。一部の病棟を丸ごとコロナ対応病棟へと再編成し、緊急事態宣言中は不要不急の検査や手術を制限したこともあって病院経営への影響は大きく、大きな赤字となってしまいました。

当然ながら、こういった病院運営上のやむを得ない状況が、医学生の学習環境に与えた影響も計り知れません。緊急事態宣言中は、臨床実習はすべて中止、講義形式の授業もすべてZoomなどを用いたオンライン開催へと変更になり、学生は自宅や下宿先から授業を受けるようになりました。実習においても患者さんを直接受け持つことはできませんから、「臨床チュートリアル」のような、いわゆる模擬症例を準備しました。e-learningシステムを用いて教員が模擬症例の病歴、身体所見、画像検査データといった教材を作成し、医学生が診療録や治療計画を書いて提出するというオンライン演習へと臨床実習は様変わりしました。緊急事態宣言解除後も、感染予防の観点からOSCEなどの臨床実習を開始するために必須な実技試験も、一部オンラインやシミュレーターを用いた試験に変更せざるを得なくなりました。

今年入学したばかりの1年生は、せっかく医学部に合格したのに、当初入学式もなく、キャンパスに一度も足を踏み入れられず同級生とも直接会えないという、非常にかわいそうな状況でした。千葉大学では本来、メンター制度といって、半年に1回程度医学生が指名した教員と定期的に面談を行うようにしているのですが、1年生についてはまだ初回の面談ができておらず、学生の気が滅入ってしまわないかという懸念もあります。

そのような厳しい状況下でも、コーチングは役に立っているとお考えでしょうか？

コロナ禍という非常に厳しい局面において、コーチングを学んでよかったと感じるところはたくさんあります。中でも役立ったと感じていることは、オープン・クエスチョンなどを用いた「質問の投げかけ」です。相手のことを考え、視点を変えてもらうために投げかける質問には非常に大きな効果があります。現在のように「先が見えない状況」の中では、本質に立ち戻ることがしばしば困難になりますが、戦略的な質問はそれを打開する可能性を秘めています。

私が以前からメンターとして関わってきた医学生たちには、コーチングの手法を用いて対話し、ちょっとしたことがきっかけで前向きな気持ちを引き出せたことがあります。先が読めない上に制限の大きな状況が続いていますが、医学生たちにはどうか、こうした状況でも有意義に学生生活を過ごしてもらいたいと感じています。

臨床と教育現場で感じた「コーチングの可能性」

横尾先生が臨床と教育の両分野でコーチングを実践してみられて、コーチングを活用したコミュニケーションの有用性ということについて、どのようにお感じになっていますか？

正直なところ、コーチングによるコミュニケーションの改善が、医療者個人のモチベーションやチームビルディングに、ここまで寄与するものなのかと驚いています。

これまで多くの医師にとって、こうしたコミュニケーションスキルを学ぶ機会は乏しい状況でしたので、患者さんや院内のスタッフ、研修医・医学生とのコミュニケーションに関してはそれぞれが「自己流」でやっていたという状況がずっと続いてきたように思います。特に大学病院において、教育が占めるウエイトは非常に大きい半面、あまりキャリア上の業績として認められ難い面もあって、医師側もなかなか本腰を入れてこういった教育方法やコミュニケーションの取り方を学ぼうとしてこなかったのが実情ではないでしょうか。

一方で、一度学ぶとその伸びしろは大きく、コミュニケーションでチーム医療や医学部教育の現場を革新していける余地は非常に大きいのではないかと期待しています。

最後に、先生のこれからの展望や、今後の「医師の働き方改革」についてのご意見などをお聞かせください。

今後も医学部はもちろん看護学部・薬学部の教育課程でもコーチングを大いに活用し、学生一人ひとりに自律的な思考と行動力、臨機応変な対応力を身につけていってもらいたいというのが私の望みです。

また、国保旭中央病院での経験から、医療機関におけるマネジメントにコーチングが効果を発揮することも実感できたため、病院を挙げての組織改革をする際にもコーチングを活用していきたいと考えています。特に現在は、「医師の働き方改革」を進捗させる上で、医師のタスクシフトの推進は避けて通れません。ただし、医師にとって面倒な仕事をただ「お願いします」と他職種に押し付ける形では決して人は動かないでしょう。そこで、コーチングを有効活用し、対話の中でその仕事の意味や、スタッフ一人ひとりの思いもくみ取りながら、業務を整理していくことが求められると思います。コメディカルスタッフが「自分の強みを活かし、かつ、日々やりがいを持って安心して働くことができる」という環境を作っていくことが、円滑なタスクシフトにつながるのではないかと考えています。そのためにも、大学内にコーチングができる医師をさらに増やしていきたいと思っています。

本日は、臨床現場と教育現場の両面からのお話を伺うことができ、大変参考になりました。ありがとうございました。

まとめ

コーチングを活用したコミュニケーションスキルは、臨床現場だけでなく、医学生の臨床実習においても有益であることが強く伝わってきました。これまでコミュニケーションスキルを学ぶ機会が少なかった医療業界だからこそ、コーチングを導入した際の伸びしろもその分大きいと考えられます。

そして、コロナ禍で先が見えない状況の中、医学生や研修医にとって、コーチングを用いたオープン・クエスチョンを教員から投げかけられることによって「医学の本質に立ち戻れる機会を持つことができる」といったお話も非常に印象的です。

今後、「医師の働き方改革」に向けて、病院を挙げての組織改革がなされていく際に、コーチングを糸口に積極的に切り込んでいくためにも、コーチングを活用できるドクターがこれからさらに増えていくことを、われわれも大変期待しています。

INTERVIEW
7

外来の風景が変わる「臨床コーチング」の魅力

コーチングを活用したコミュニケーション手法を日常診療に上手に落とし込んでいるのが、日本臨床コーチング研究会で会長を務める松本一成先生です。かつては糖尿病患者との関係に悩んだという松本先生ですが、現在ではご自身のノウハウを各地で講演したり、コミュニケーションの取り方についてコンサルティングを行っておられるそうです。松本先生が考える、特に糖尿病・生活習慣病患者さんを中心とした、臨床現場でのコーチングの活用法や、今後の「地域連携」を踏まえた医療業界の展望について伺いました。

松本　一成氏
日本臨床コーチング研究会会長／日本糖尿病学会専門医・研修指導医／松本メディカルコミュニケーションズ代表

コーチングを活用した医師の対応で

「治療に前向きになれなかった患者さん」が一変

松本先生がコーチングに興味を持つようになった経緯を教えてください。

私がコーチングに興味を持ったのは、医師17年目の2004年頃です。当時、佐世保中央病院（長崎県佐世保市）に勤務していた私は、糖尿病患者さんがなかなか主体性を持って治療に向き合ってくれないことに悩んでいました。

糖尿病専門の内科医として情熱を持って診療に当たっているつもりだったのですが、専門医という立場から、患者さんに合わせて様々な治療法を提案しても、ご本人がどうしたいのかをなかなかお話しいただけなかったり、積極的に治療に向き合っていただけなかったり――何かよい手立てはないものかと考えていた時に偶然出会ったのが、コーチングでした。すでに大企業では積極的に活用されている手法だったことや、当時からすでに臨床現場でも徐々に応用されつつあるとは聞いていたので、「今の自分に足りないのはこういうことなのかもしれない」と思って、本格的に学習することを決めました。

実際に精神科領域でコーチングを実践されている先生にもお話を聞きに行ったりして、「やはりこれは使える」と思い、学習を始めた1年後には、糖尿病領域に特化したコーチングを、自分で開発していこうと考えるようになりました。

佐世保中央病院での糖尿病診療の中に、コーチングを実際に取り入れ始めていかがでしたか？

コーチングを活用した成果は、糖尿病の臨床現場において想像以上に早く現れました。それまで治療に前向きでなかった患者さんが、回を重ねるごとにどんどんモチベーションを高めていくのが分かったからです。

当時、私が意識したのは、とにかく「傾聴すること」でした。まずは患者さんたちの話をよく聴き、私のほうで要約し、「つまりこういうことですね」とオウム返しするようにしただけで、患者さんが主体的に、ご自身の病態に関することや、今後の治療に関して思うことを教えてくれるようになっていったのです。

思えば、それまでの私は一から十までこちらから指導しなければ、患者さんは意思決定できないものだと考えていたのだと思います。それが、話の主導権を患者さん自身に委ねるよう意識するだけで、ここまで外来の風景が変わるとは思ってもみませんでした。患者さんが薬の飲み忘れや、「つい、アイスクリームを食べてしまいました」といった医師に言いづらいであろうことを自発的に打ち明けてくれるようになった時には、やっと信頼を得ることができたように感じ、とても嬉しかったですね。

さらに、患者さんと信頼関係ができ、なんでも話していただけるようになると、その患者さんの人生観やライフスタイルに対する理解も深まっていきます。すると徐々に、「どんな方向を向いて治療方針を立てていくべきか」という、より本質的で深い会話が患者さんともできるようになっていきます。そうしたときに役立つのも、コーチングでした。単に病気をよくするだけではなく、幸福な人生を歩むために、患者さんとどんな治療目標を設定し、それを医師としてどのようにサポートしていくのか。その一連の過程は、まさにコーチングフローであり、コーチ・エィのコーチング講座（ＣＴＰ）※で学んだことを総動員して、治療に当たることが求められると実感しました。

先生ご自身がコーチングの有用性を感じられるようになった後、病院内で、どのように取り組みを広げていかれたのでしょうか？

※57ページ欄外の注参照

コーチングを活用することで自分の診療の質が向上したのを実感できた私は、その後、ほかの同僚医師や、看護師・管理栄養士たちにも、自分の学びを共有するようになりました。私一人の個人的な取り組みとしてだけでなく、チーム全体で患者さんとのコミュニケーションを考えていくことで、チーム医療の推進力は高まっていきますし、スタッフによってスタンスが違うと患者さんも混乱すると思ったからです。

院内のスタッフには、私自身がなぜコーチングに興味を持ったのか、実際にどのような工夫をして、どんな成果を実感したかなどについて、「コーチング道場」と称した勉強会を通じて共有していきました。もちろん最初からすべてのスタッフが興味を示してくれたわけではありませんでしたが、治療成績が向上していることもきちんとデータで示した上で話を続けたこともあって、正面切って反対されるようなことはなく、多くのスタッフが取り組みに関心を持ってくれました。最終的に「コーチング道場」には、他の診療科の医師やリハビリスタッフ、事務職など多くの方が参加してくれるようにもなっていきました。

きちんとエビデンスを示されるところが、いかにも松本先生らしく、素晴らしいと感じました。

患者さんの「卒業」を促すことで、地域医療連携の活性化にも成功

地域の開業医の先生方との連携を強化するために、積極的に取り組んでおられたことはどんなことですか？

このようなお話をすると、「外来でそんなに丁寧にコミュニケーションを取っていたら、外来患者数が減ってしまうのでは」と心配に思われる方もいらっしゃるかもしれません。確かに、限られた時間の中で、すべての患者さんに丁寧に接し続けられないことは事実でしょう。

私の場合は、重症の患者さんを受け入れるという自院の役割を踏まえ、症状が落ち着いた患者さんには「よく頑張られましたね、もう卒業しても大丈夫ですよ」と率直に伝え、地域の医療機関に戻っていただくことを徹底することで、自分自身の外来がパンクしてしまうのを防ぐことができました。

こうした姿勢は、地域の開業医の先生方にとっても安心感が得られたようで、紹介・逆紹介の流れが非常にスムーズになった手応えを実感することができました。結果として、私の外来には専門的な糖尿病治療を要する患者さんが集中するようになったのです。

コーチングスキルを糖尿病診療に活かすことで、さらに医療連携なども含めた、「糖尿病における地域医療の診療の質向上」にもつなげていかれたのですね。

地域連携に関連して当時私が力を入れたのが「コーディネートナース」という看護師の活躍です。

自院で重症例の患者さんのケアに注力するため、地域の開業医の先生方お一人おひとりと顔の見える関係を築き、何でも情報交換ができるような体制を作っていくことが大事だと考え、私の部下の看護師に数年間で100件ほどのクリニックを訪問してもらい、当院への要望や率直な意見を集めてもらうことにしたのです。

この「コーディネートナース」にお願いしたことは、われわれはできる限り自己主張せず、まずは「地域の開業医の先生方の声をとにかく引き出すこと」です。何よりも「開業医の先生方がわれわれに対していつでもフィードバックができるようなパイプを作ること」を第一の役割として動いてもらいました。このように意見を吸い上げる過程で、例えば「佐世保中央病院には管理栄養士が在籍しているのだから、連携パスで受診したときには栄養指導をしっかりやってもらえると助かる」など、診療の質向上に直結するようなご意見を数多く集めることができ、「自院が何に注力するべきなのか」を明確にすることができたことは、大きな収穫であったと思います。もちろん、時には厳しいご意見をいただくこともありましたが、決して反論はせず、病院長にもきちんと伝え、「意見を聞いてくれる医療機関」として信頼を高めていくことを目指しました。

コロナ禍でも「ドロップアウトなし」。糖尿病内科の工夫

図らずも先生は、このコロナ禍の2020年春というタイミングで、佐世保中央病院を退職されました。このコロナ禍で、今までと異なった医療機関にて新しい外来を始められるということは、少なからずご苦労もあったと思いますが、実際はいかがでしたか?

現在、私は非常勤医として複数の医療機関にて糖尿病の外来を受け持っています。新しい医療機関となると、やはり患者さんとの関係を一から構築していかなければなりませんし、コロナ禍ということもあり、患者さんに通院してもらい続けるのもそう簡単ではない状況ではあります。

ただ、外来を初めて受け持ったある病院では、私の診療スタイルが好評をいただけているよ

うで、まだ一人もドロップアウトを出さずに外来を行えています。この病院の外来において、今、私が特に意識しているのが「診療の見える化」です。タブレット端末で糖尿病の病態理解に役立つ3分程度の動画を患者さんに観てもらい、その上で患者さんと会話をしています。すると、これまでの口頭説明より理解しやすい方が多いようで、より踏み込んだ議論ができるようになっています。

中には、新型コロナウイルス感染症と糖尿病の関係性に対して不安を覚える患者さんもいらっしゃいますが、「糖尿病があるからといって新型コロナにかかりやすいわけではないが[※1]、かかったら重症化する。しかしヘモグロビンA1cがよければ、死亡率は10分の1程度[※2]」とするなど海外のデータも紹介し、「治療を頑張れば報われる」ということを伝えるようにしています。以前は「医師に言われたから、しぶしぶ治療を頑張っていた」と言っていたような患者さんが、コーチングもうまく活用することによって「自分の人生のために治療を頑張る」と気持ちを新たにしてくれた結果、血糖コントロールも良好な様子を見ると、やはり医師として非常に嬉しいものがありますね。

全国の医療機関の先生方に向けて、このコロナ禍でも前向きに取り組んでいけるための心構えなどがあれば、教えていただけますでしょうか？

※1；Journal of Endocrinological Investigation（2020）43: 867–869
※2；Cell Metabolism 31(6) 1068-77. 2020

コロナ禍によって患者さんの受診数が減り、経営的に苦しい医療機関もかなり存在することと思います。そうした中で感じるのは、やはり患者さん自身に「病気をよくしたい」「病院に来てよかった」という気持ちがなければ、治療継続はなかなか難しいということです。無理に通院を促す必要は毛頭ありませんが、「お薬を処方してもらうだけ」の場所ではなく、患者さんと一緒に治療に向き合い、その方の人生まで含めて一緒に考えられる医療機関になることが、これまで以上に求められるのではないかと感じます。

また、コロナ禍における減収により、職員の研修代や、職場環境改善に投資を行うような余裕がないという病院もあるでしょう。しかし、だからこそ今後は、病院間で、職員の能力開発・職場環境の改善に資するような取り組みの進捗に格差が出ていくのではないかと感じています。厳しい状況だとは思うのですが、病院経営者の方々には、お示ししたような取り組みが外来診療を活性化させるために効果を発揮してくれるということもご認識いただければ幸いです。

私どもが主催している日本臨床コーチング研究会でも、日々、様々な事例を取り扱っております。まずは「どんな成功例があるのか知りたい」というレベルでも結構です。困っている医療機関の方がいたら、ぜひお声がけいただけたらと思います。

「多死社会」を迎える日本で、医師に求められるスキルとは

最後に、「医師の働き方改革」について、そして、これからの日本の地域医療について、どんなことをお感じになっておられるか、教えてください。

「医師の働き方改革」の必要性が叫ばれる現在、日本の臨床現場は大きな転換期にあると感じています。医師が治療の意思決定を担い、24時間いつでも呼び出しに応じなければならないという状態を改めるためには、国民の理解も必要でしょう。それと並行して考慮していかなければならないのは、今後の日本は本格的な「多死社会に入っていく」ということです。

つまり、「どのような最期を迎えるか」というアドバンスケアプランニング（ＡＣＰ）の視点を持って向き合わなければならない患者さんが増えていくということです。終末期のあり方に画一的な答えはありませんし、病院だけではなく地域全体でその方に一貫したサポートをしていかなければ、その方の望む終末期は実現できません。

その過程でカギになるのは、患者さんやご家族との「対話」です。われわれ医療者の側が患者さんの生活に踏み込んだケアをしていくことも求められるでしょうし、これまで連携を取っ

てこなかったような方々とも、連携を取っていくことが重要となってくるでしょう。実際、最近私は病院だけではなく行政や保健所などからも臨床現場におけるコーチングに関する講座の要請をいただくようになっており、こうした変化を肌で感じています。

今の時代、医師には、医学領域の専門家としてエビデンスに基づいた判断を行いつつも、患者さんごとに「答えがない問い」に向き合い続けなければならないという、相当ハードな役割が求められ始めているのだと思います。そうした意味でも、コーチング等のコミュニケーションスキルを、医師をはじめとする医療専門職の皆さんが積極的に学び、患者さんの人生観やライフスタイルにまで踏み込んだケアを行っていくことが、これまで以上に大切になっていくのではないでしょうか。

貴重なお話をたくさんしていただき、ありがとうございました。

まとめ

松本先生は、「傾聴」を大切にし、外来での「会話の主導権」を患者さんに委ねることによって、患者さん自身が治療に主体的に向き合うことができる診療スタイルを確立されてこられました。そして、ご自身で開発されてきた様々なメソッドを、看護師や管理栄養士、事務員などの他職種にも積極的に広めていき、組織としての診療の質の向上に注力されてきました。さらに、地元の開業医の先生方との医療連携を密なものとし、ヒアリング調査も自ら継続的に行いながら、「自院が診るべき患者さん」のケアに特化していかれました。

コロナ禍のような危機的状況下では、特に患者さん自身が「来てよかった」と思えるような診療を行うことが医療機関に求められます。また、今後、本格的な多死社会を迎える日本において、医師たちは患者さんの「どんな最期を迎えるべきか」という答えのない問いに向き合い続けなければなりません。そういった状況の中でやはり大切なのは、患者さんの人生観やライフスタイルにまで踏み込んだケアを行うために、コーチングをはじめとするコミュニケーションスキルを医師自らが学ぶことであるというお話を伺い、あらためて背筋が伸びる思いです。

コロナ禍の時期に、医療者135名が語った「コーチングの効果」とは

コーチングのみならず、一般的に「働き方改革の成果」は、見た目には分かりづらいと感じられる方も多いかもしれません。そこで今回は、株式会社コーチ・エィでコーチングを学んだ医師、看護師などの医療従事者の方々に2020年6月にアンケート調査をWebで実施し、135名の方から回答をいただきました。まさにコロナ禍の中であった当時、コロナ対応について、また医師の働き方改革においてコーチングがどのように役立ったかについてアンケートを行った結果をご紹介したいと思います。

調査対象期間：2020年6月15日（月）〜6月30日（火）
対象：コーチ・エィのプログラムでコーチングを学ばれた医療従事者の方
回答者数：135名

半数以上の医療者が「コロナ禍で効果を実感」

今回アンケートに協力していただいた医療者の内訳は、医師が38％、看護師が25％。役職別にみると、部長・医長といった現場リーダーや経営幹部、看護師長など医療機関の中核に当たるマネジメント層の方々が半数以上となっています。

アンケート調査を行った2020年6月時点で、およそ97％もの方が「新型コロナウイルス感染症によって、自分たちの職場が影響を受けている」と回答する結果となっています。

次に、アンケートに協力いただいた医療

図1-1 回答者の職種・役職

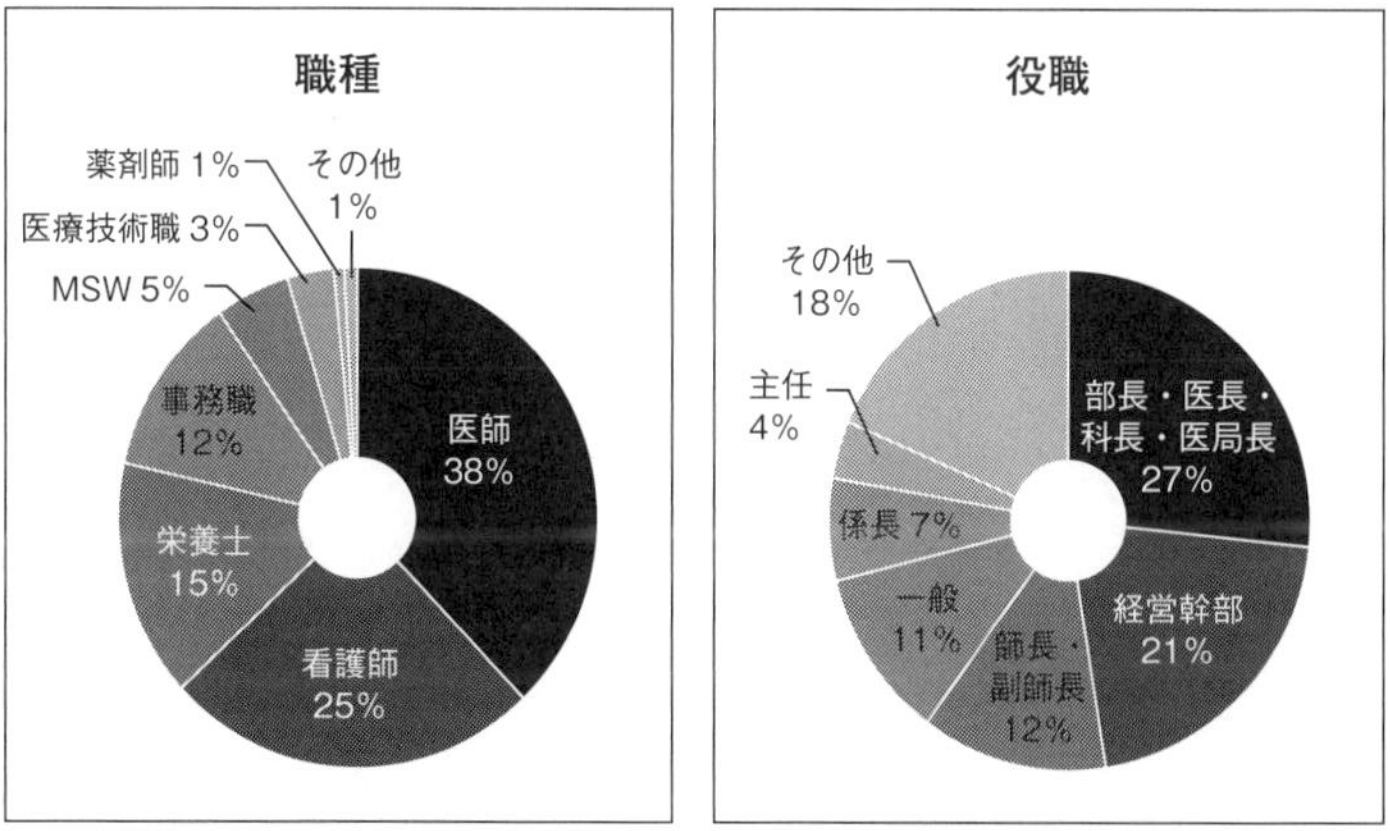

者に対し「コロナ禍においてコーチングが役立ったか」を質問したところ、「役に立った」と回答したのは56%。「役に立たなかった」（28%）のおよそ倍の回答数を集める形になりました。

コロナ禍のような非常事態では、上意下達型コミュニケーションのほうが意思決定も速やかのように思われますし、実際に「役に立たなかった」と答えた医療者からは「トップダウンで意思決定しなければならない状況だから」という趣旨の回答も寄せられています。

しかし一方で、「役に立った」と

図1-2　あなたの職場は、COVID-19の影響をどの程度受けていますか？

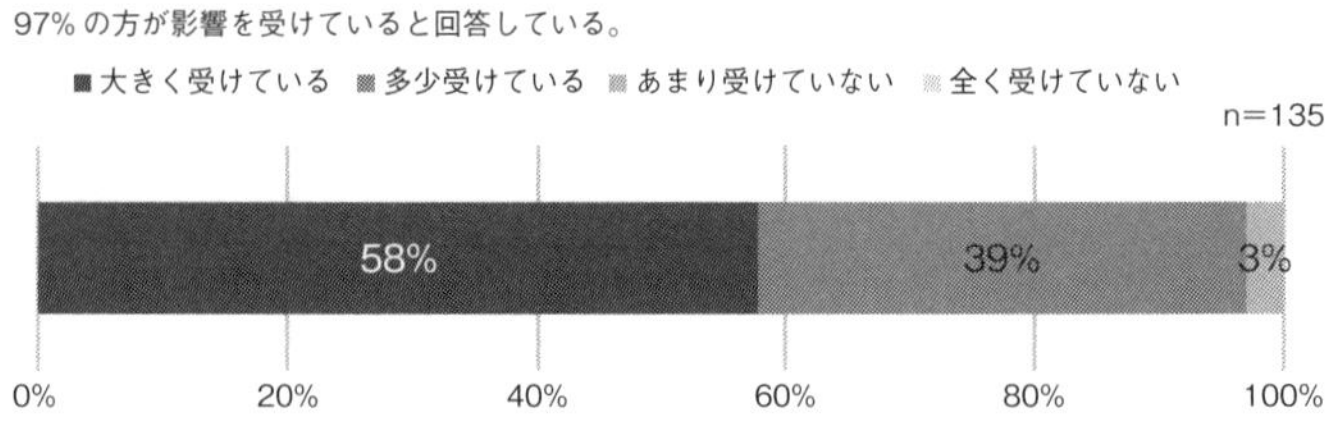

97% の方が影響を受けていると回答している。

図1-3　COVID-19対応にコーチングが役に立ちましたか？

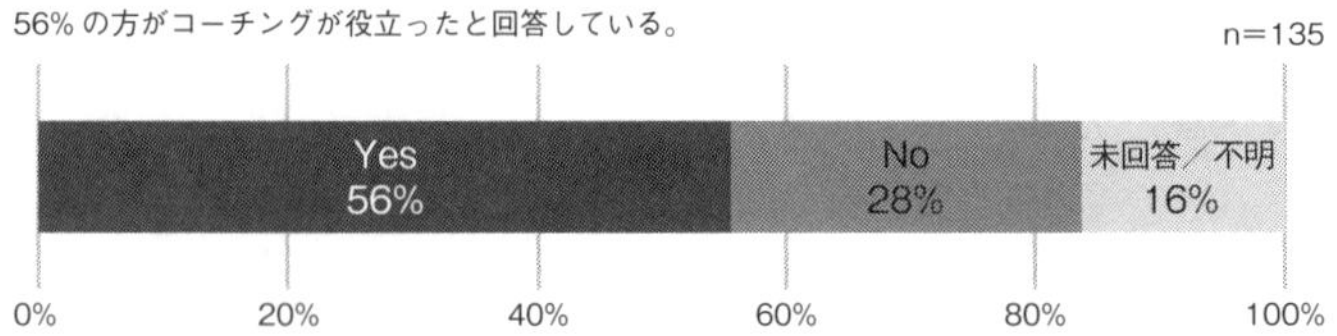

56% の方がコーチングが役立ったと回答している。

回答した医療者からは、このような非常事態だからこそ、コミュニケーションの重要性を認識したという声が数多く寄せられました。このアンケートを行った2020年6月は、コロナウイルス感染症の第一波が収まり、第二波が来るかどうかという時期であり、コロナ禍の長期化を覚悟しなければならないという認識が、全国的に強まっていった時期に重なります。そういった今までに前例がなく、不確定な要素も多かった状況下で、院内で密にコミュニケーションを取り合いながら、何とか最適解を探っていかざるを得ない状況であったというのが実情だったのかもしれません。

ご存知の通り、医療現場においても、精神的な不調を訴えるスタッフが現れるようになったり、育児や介護といったプライベートにおいて思わぬ世の中の偏見の矢面に立たされたりと、「コロナ禍の長期化」を前提とした対応が本格的に求められるようになり始めた時期でもありました。こういった医療機関のスタッフにかかるストレスも、公私ともに極めて大きい時期であったといえるのではないでしょうか。

東京を含む全国各地で緊急事態宣言が発出された当初は、上意下達の強いリーダーシップを発揮し、まずは第一波を乗り切ろうと動かれたマネジメント層の方も多かったのかもしれませんが、コロナ対策が長期戦を迎えるようになったことで、徐々にあらゆるスタッフとの対話の重要性が高まっていったのではないかと考察します。

◉対話の先に生まれた「新しい医療提供体制」

本書でインタビューをさせていただいた医師の先生方からも数多く伺ったことですが、コーチングを通じて院内の対話が活発化されると、それまでになかったような素晴らしいアイデアが生み出され、現実のものになっていくことが珍しくありません。

コロナ禍においても、例えばドライブスルー型のＰＣＲ検査などは、従来の考え方ではあり得ない形での医療提供体制だと思いますが、こうした新しい取り組みを自院で実際に実行していくために必要なのも、やはり「臨床現場との綿密で頻繁な対話を重ねること」なのではないでしょうか。

これまで通りのやり方が通用しない状況が続く中で「自院が果たすべき役割は何なのか」「その役割を果たすために、どのような行動をとるべきなのか」、そういったことを納得感を持って突き詰めて考えていかなければ、このような未曾有の苦境・苦難を切り抜けていくことはできません。経営層は、あらゆる最前線で働く医療者たちと胸襟を開いてこれらの問題意識をしっかりと共有し、現場からどんどんフィードバックをもらい、これらの意見をもとに、勇気を出して自らのビジョンを明らかにしていく。令和の時代、医療経営者には、このようなチームビルディングをしっかりと活用し続けることができるリーダーシップが、強く求められています。

そういった意味では、以前から1on1などを地道に行い、病院内の多職種間の信頼関係を醸成してきた医療機関では、コロナ禍においても、院内のコミュニケーションが今まで通り円滑に進み、新たな取り組みを迅速に実現できたという、思わぬ副次的効果があったようです。

◉──コーチングで、すでに「医師の働き方改革」への効果も実感し始めている⁉

このほか今回の調査では、2024年度から本格化していく「医師の働き方改革」の取り組み状況についてもヒアリングしてみました。アンケートを実施したのは2020年6月でしたので、2024年4月までにはまだ4年弱の猶予がある状況ですから、全国的に見れば「まだ何も取り組めていない」という医療機関がかなり多い状況であったと思います。しかし、私自身は、もしかしたらコーチングを通じて院内のコミュニケーションを活発化させている医療機関では、「医師の働き方改革」も進捗しているのではないかという思いもあったため、少し時期的には早過ぎるとは思いながら、その実態を尋ねてみることにしました。

その結果、驚いたことに、調査に協力いただいた医療者１３５人のうち、「医師の働き方改革」が「とても進んでいる」「やや進んでいる」と答えた人の割合が5割近くにも上っていたのです。また、「医師以外の医療従事者の『働き方改革』の取り組みはどれくらい進んでいると思いますか」という質問に至っては、5割以上の回答者が「とても進んでいる」「やや進んでいる」と回答しており、やはりこ

図1-4　あなたの職場では、「医師の働き方改革」の取り組みは、どれぐらい進んでいると感じますか？

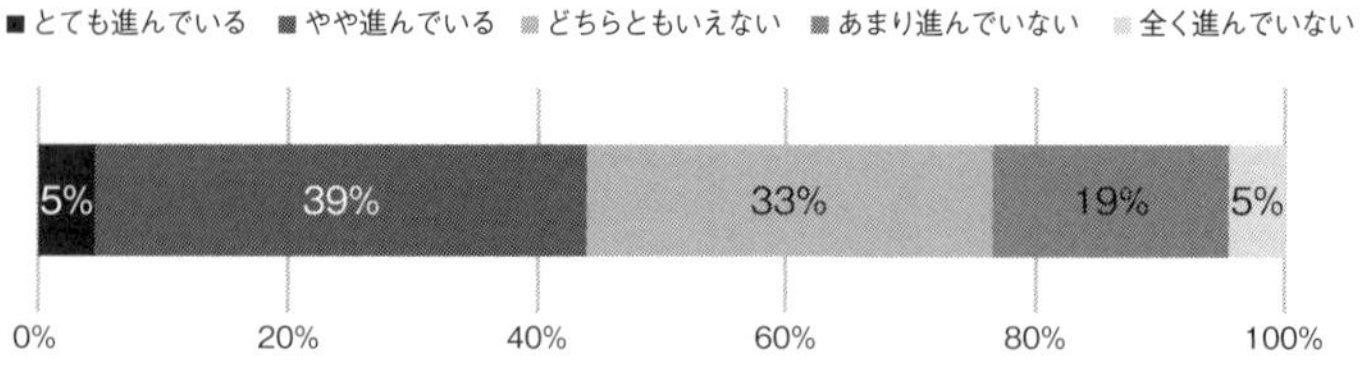

図1-5　あなたの職場では、医師以外の医療従事者の働き方改革の取り組みは、どれぐらい進んでいると感じますか？

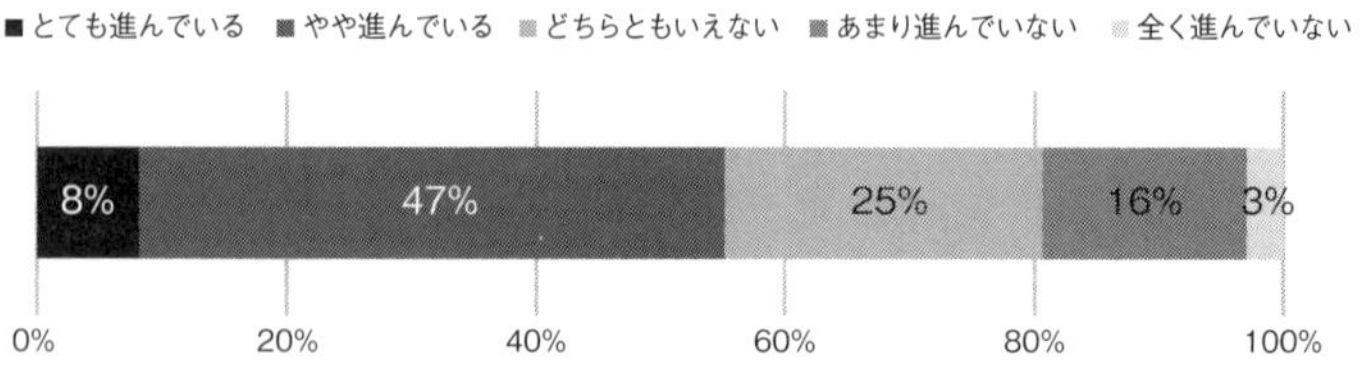

ちらも、全国的な水準と比べるとかなり高い割合で施策が進展していると思われる結果を得ました。

では実際に、コーチングの何が「働き方改革」の役に立っているのでしょうか。複数選択形式で質問を投げかけてみたところ、圧倒的に多かったのは「多職種とのコミュニケーション」、続いて「職員のモチベーション向上」となっており、いずれも9割以上の回答者から、「とても役に立つ」「役に立つ」との回答が得られています。

この結果を受けて私が印象的に感じたのは、「医師の定着率向上」という項目です。「とても役に立つ」「役に立つ」と答えた割合はほかの項目と比べれば低いものの、それでも40%以上が肯定的な効果を実感したというのは、特筆すべきではないかと思います。私自身も様々な地方病院の先生方とお話しする機会が最近はありますが、一様に難しいとお話しされるのが「医師の定着率をどう高めていくか」についてです。限られたリソースで、医師の待遇改善を図ることは経営的にそう簡単ではありませんし、若手の医師ほど早期に退職していってしまうことは、全国各地の医療機関に共通の大きな悩みの種です。大きな投資をせずとも、コミュニケーションの取り方を意識していくだけで医師の定着が図られ

図1-6　医師・医療従事者の働き方改革を進める上で、
コーチングが役に立つと思う領域を教えて下さい。

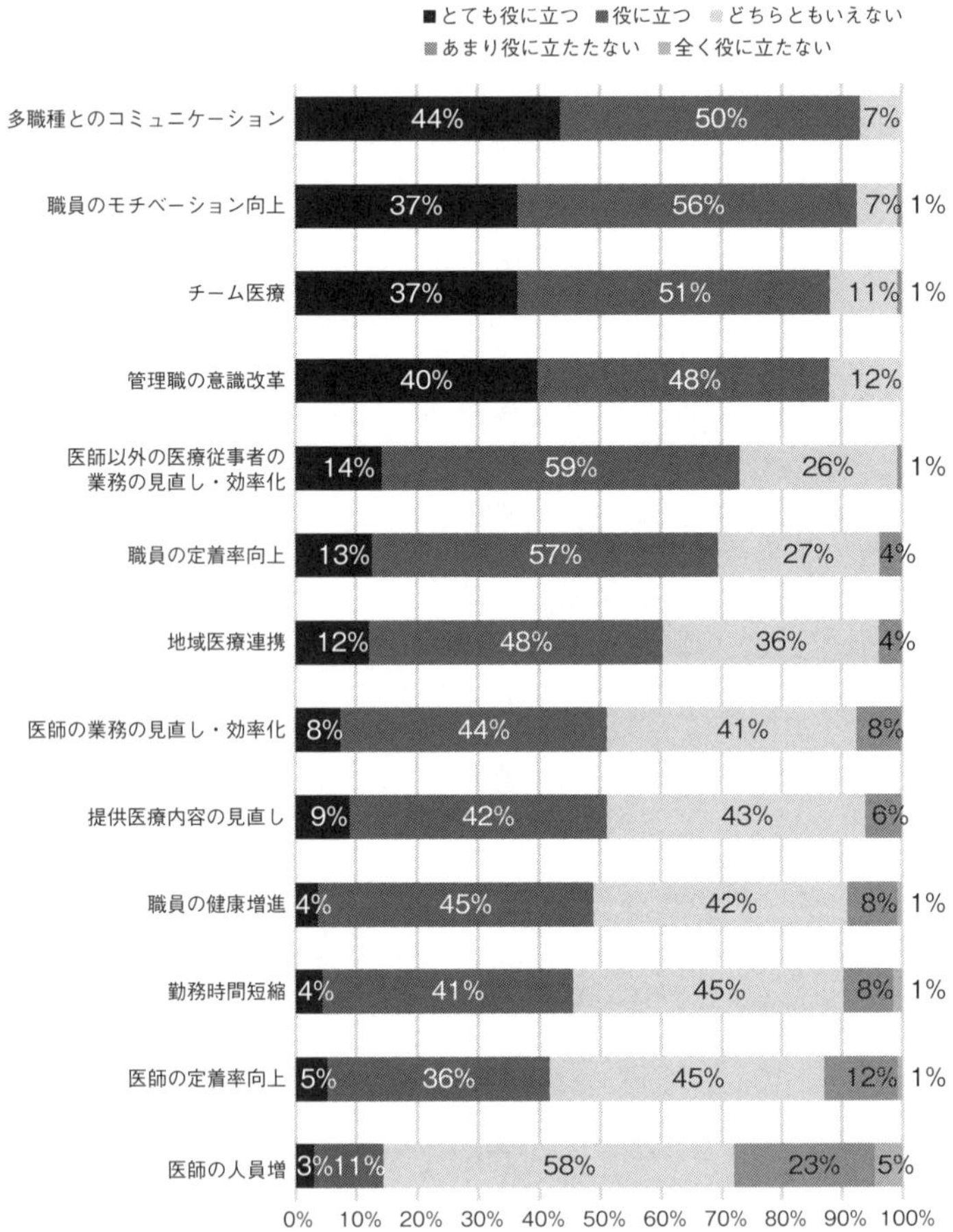

る可能性が出てくるということであれば、医師不足に悩む多くの病院にとって、コーチングなどの手法を用いながら積極的に院内でのコミュニケーションの取り方を変化させてみるということは、「試してみる価値が十分にある」といえるのではないでしょうか。

◉――「働き方改革」にコーチングがもたらす成果は？

続いて、「働き方改革」において、コーチングの活用がどのような成果につながったのかについても、自由コメントで寄せられた回答をご紹介したいと思います。先ほどもご紹介した「医師の定着率向上」だけでなく、「職員の定着率向上」も7割近くで役に立つという声がある点はやはり印象的であり、中にはコーチングを通じて離職率を半分程度にまで下げることができているという声も挙がっていました。こういった数字も、今の医療業界においては特筆すべきではないでしょうか。そのほかにも、「残業時間の減少」「医師のモチベーションアップ」など、様々な状況によい変化を起こしていることが、一連の回答から読み取れるように思われます。

「働き方改革」の推進において、コーチングを用いたことが、どのような成果につながったのか

医師

[経営幹部]

●常勤医へ、管理者が大切にしている文化を伝えるシーンに役立った。

●チーム全体を俯瞰した発言が増えた。結果として皆がチーム全体を考えた行動をするようになった。

●職員の離職率が減少した（13％台から6％台へ）。

●地域医療連携において、複数の病院とのアライアンスを構築するのに役に立った。

[部長・医長・科長・医局長]

●部下のモチベーションを保ち、個々の目標を達成する場面で役に立った。

●部下である医員やメディカルスタッフに対してコーチングを行うことで、各自のモチベーションが向上した。

●診療実績について自分の部署のことだけではなく、病院全体のことを考える習慣がついた。

●低いレベルのインシデントレポートの中で、高レベルのインシデントへ発展しそうなところを食い止めている内容のレポートを医療安全の委員会で取り上げ、投票によって最もよいレポートをベストストッパーとして院長から表彰してもらっている。表彰後にアンケートをとると、医療安全部と

病院幹部がきちんと報告を読んで自分たちを認めてくれていることを嬉しく感じている職員が多く、医療安全に取り組む意欲がアップしているようだ。

看護師

[師長・副師長]

- 他部門の業務内容を知ることで、お互いに協力できる部分が分かり、チームで協働できる。
- 有事が起こった時に、ワンチーム的発想ができるというのが、当院で培われてきたコーチングでの収穫だと感じる。
- 後ろ向きのスタッフに対し、物事の捉え方や先行き予測、展望を描くきっかけづくりを意識できるようになった。
- 外来患者数増加。手術件数増加。事業拡大。

[その他]

- 自分のアプローチの仕方によって周囲が変化することを実感し、モチベーションが向上、離職防止につながった提案をしてきた。

医療技術職

[部長]

- 職員満足度の項目において「自組織は新しい課題にチャレンジしようとする風土がある」「上司は

部下の話をよく聞く」「組織は自分のキャリアアップに対して理解がある」といった項目が向上した。結果として、結婚による引越しや新天地へのキャリアアップという理由以外の離職率はゼロとなった。

- バランスのよい有給休暇の取得。時差出勤の導入。

［主任］

- ものの見方の変化や新しい発見が生まれる。そうすることで、モチベーションが高まったり、やるべきことがはっきりして、業務効率が上がる。
- 「タイプ分け」によって部下への関わり方の対応を変えることができる。

［その他］

- 他職種のコーチングは相互理解につながる。理解が深まり、定期的に話すことで信頼関係も構築される。その結果、業務効率が上昇する。

その他

- 医療職と事務職のコミュニーケーションの増大により、組織としての風通しがよくなっている。
- 各職種の業務の見直し。例：救急カートの点検　無資格者が期限や数量チェックを行い、有資格者が再確認

総括

以上、医療機関で実際にコーチングを用いて組織改革に挑んでいる医療者135名の回答結果をもとに、コーチングが果たす役割についてご紹介しました。コロナ禍や「医師の働き方改革」など、現在医療機関が直面している数多くの難題に対して、コーチングが非常に前向きな効果を発揮しているという示唆が得られたように感じます。

今回の回答や、臨床現場での実体験から私が感じたことは、医療現場でマネジメントを行う上で、予想以上に「対話」「コミュニケーション」がカギになっているということです。一人ひとり考えていることや将来のビジョンが異なる医療スタッフたちと、病院のマネジメント層が何度も対話を重ね、どのように自分たちの組織の目指す方向に足並みを揃えて舵を切っていくのか。実際に、そういった舵取りに成功している病院では、コロナ禍や「医師の働き方改革」など、未曽有の対応が求められる状況下においても、様々な施策が現場から次々に発信され、これらが実際にその医療機関の推進力となって進み続けているということを、強く実感しました。

コロナ禍や働き方改革など、これまでとは異なる対応が求められている昨今、まさに頭を抱えている経営層の方は非常に多いと思いますが、今回のアンケートでもご紹介したように、コーチングのスキルを上手に活用し、スタッフの人たちの話にしっかりと耳を傾け続けていると、現場からは非常にいきいきとした前向きな答えが返ってくることも多くあると思います。

もちろん、1回だけのWeb上でのアンケート結果ですので、調査の限界やバイアスなども少なからずあることについては否定できません。

しかし一方で、すでに積極的に「活発なコミュニケーションづくり」を自院で取り組み始めている病院も、日本全国で予想以上に、かつ着実に増え始めています。コロナ同様、前例のない取り組みかもしれませんが、コーチングという、この「目に見えない道具」をうまく取り入れていくことが、病院経営を思った以上に円滑なものにしてくれるならば、自院においても前向きに検討することに十分値する手法であるといえるのではないでしょうか。

INTERVIEW
8

「これまで通り」が通用しない時代の病院経営のあり方とは

山形県北庄内地域において、複数の法人が参加する地域医療連携推進法人として２０１８年４月に発足した「日本海ヘルスケアネット」。２０２０年11月現在、地域の３病院のほか、地区医師会、歯科医師会、薬剤師会の３師会、３つの社会福祉法人と１つの医療法人を合わせた10法人もが参加し、地域包括ケアシステムの構築を担っています。

全国に先駆けて、地域医療連携推進法人「日本海ヘルスケアネット」を立ち上げたのが、地方独立行政法人山形県・酒田市病院機構理事長を務める栗谷義樹先生です。かつて、市立酒田病院（当時）院長を務めていた栗谷先生は、同院と県内の県立病院との統合再編を自ら推進していき、酒田市病院機構を発足。その後、日本でもまだ数少ない「地域医療連携推進法人」として日本海ヘルスケアネットの立ち上げに貢献してこられ、病院再編の最前線で類い稀なる手腕をふるい続けてきました。

一連の取り組みにおける自院の課題意識やその原動力、アフターコロナ時代に病院経営者が求められることなどについて、お話を伺いました。

栗谷義樹氏
日本海ヘルスケアネット代表理事／地方独立行政法人山形県・酒田市病院機構理事長
／医学博士／専門：食道外科

全国に先駆けた「地域医療連携推進法人」創設の狙いとは

まだまだ「地域医療連携推進法人」という言葉自体をご存知ない医師の方も多いかもしれませんが、この法人を立ち上げようと考えられたそもそものきっかけは、どのような理由からだったのか教えてください。

地域医療連携推進法人を作った理由は、単純に「地域医療を守りたい」「今より素晴らしい医療を実現させたい」などといった、従来の建前の話ではありません。介護も含めたわれわれの業界を取り巻く環境が大きく変わりつつあり、特に地方では急激に進む過疎化と高齢化、それに伴う医療需要の縮小が近未来に確実に訪れます。現役世代の減少はそれを上回るスピードで進むことから、皆保険制度における今後の負担と給付の構造は、日本財政の危機的状況が今以上に深刻になる可能性も考慮すれば、根底から変えざるを得ないことになるのではという、不安感が何よりの出発点です。

現在の診療報酬制度は、日本が高度成長を遂げていた時代に、経済発展の恩恵を受ける形で成長を遂げてきたものです。しかし、1989年のベルリンの壁崩壊以降、グローバリゼーションが加速する中で日本の競争力は凋落しました。特に、平成の30年間は、財源の問題が深刻化し、医療業界にとって、かつてと同じような「居心地のよい状態」がそう長くは続かないと予測される時代に入ってきました。

狭い地域の中で、「あの病院に負けたくない」といった矮小な競争をするのではなく、地域全体で医療提供体制システム自体を見直し、医療機関の再編を図らなければならないのが、昨今の医療業界の現実です。限られた資源で、いかに地域の医療と介護を守っていくべきか――そんな素朴かつ切実な課題意識から生まれたのが、「日本海ヘルスケアネット」です。

市立病院の院長時代に痛感した「不公平」に対する怒りが出発点

もともとは、市立病院の院長をされていたのですね。そのお立場から、すぐそばにある県立病院はどのように見えていたのでしょうか？

私が病院に関わる問題意識を持つようになったのは、かつて市立酒田病院（山形県酒田市、現酒田医療センター）の院長に就任して当初に感じた「公平公正でないことへの怒り」がきっかけです。

自治体病院には、国から公営企業繰り出し基準に基づく税が投じられているのですが、これが市立病院の場合1床当たり150万円、それが当時は県立病院となると1床当たり220万～550万円と幅はありますが、1・5倍から3・7倍もの開きがあることを知りました。他にも職員の福利厚生面での格差など、多くのこれまで知らなかった側面も知ることとなりました。

当時、医師も患者も集まらず、経営難であえいでいた私は、これほどまでに公平公正でない支援格差がまかり通っている状況に、愕然としました。それ以降、繰越金をはじめとする資金財源がどこから来ているのか、加えて税収や年金、診療報酬などといった様々な制度全般の背景を調べるようになり、これと並行してどのように病院運営をしていけば活路が開けるのかを自分なりに考えるようになりました。

病院には、懸命に働くたくさんのスタッフがおり、彼らにも生活があります。にもかかわらず、不公平不平等な競争環境を強いられている状況に単純に腹が立ったのです。「地域医療を守りたい」といった美辞麗句以上に、このような「不公平不平等に対する怒りの感情をスタッフと共有し、一緒に戦っていきたい」「競争に勝ちたい」という気持ちがモチベーションになり、当時私は、毎週のように院内の各部署を回り、それぞれの抱える課題や悩みに耳を傾けながら、自分たちの置かれた環境についてもスタッフたちに語りかけるようになっていきました。

「われわれが置かれている競争は、いわば100メートル競走で相手が50メートル先からスタートし、自分たちは120メートル後ろからスタートしているようなものだ。しかし、こんな不公平な競争にも、われわれは絶対に勝ってみせる」――こんなふうに、いわば新米院長が気負って決意表明し、その理由と道義性を院内で語りかけるようになって以降、スタッフの目の色も明らかに変わっていきました。

われわれが意識していた県立日本海病院（山形県酒田市、現日本海総合病院）は、市立酒田病院よりも幅広い診療科が揃っていた分、診療実績も豊富でしたから、特定の診療科についてだけ「症例数はうちのほうが多い」と勝ち誇ったところで何の意味もありません。自院のポジショニングや院内の業務構造を踏まえた上で、果たしてどのような取り組みをなすべきなのかを必死で考えました。とはいえ、お金もありませんでしたから、接遇向上やタスクシフトなど、お金がなくてもできるような工夫を地道に積み重ねていくことしか、われわれにはできませんでした。

ただ、こうした思いを院内で伝えるようになってから、医師たちは自分たちの診療実績のデータを気にするようになっていきましたし、そのほかの職種のスタッフも、接遇向上や業務改善の動きが活発になるなど、主体的に動こうとする職員が徐々に増えていったのです。

院長として、彼らの意見を尊重し、たとえうまくいかなくても責めずに、チャレンジしたこと自体を称賛するようにしました。都合の悪い情報も含めて職員に伝え、「決して逃げない」と腹を括り、地道に活動を続けました。院長に就任してから3年目ぐらい経った頃には、市立病院を黒字に転換させることができました。

リーダーがビジョンを示して、闘う意味と社会的道義性が共有されれば、それに向けてこれほどまでに団結力のある組織が出来上がるのかと、短期間で黒字化できた時は感慨深い思いでしたね。

競争から一転、合併へ　院長の思い

市立病院の院長として、「県立病院に負けないような体制をつくろう」と熱意を燃やされていた栗谷先生が、どうして「県立病院との統合再編」という発想に変化していったのか、その経緯を教えてください。

「県立病院との統合再編」という方向性を意識し始めたのは、2003年頃のことです。社会保険病院が経営的に厳しい状況に陥っていた当時、設立主体の違う病院グループを省庁横断的に再検討するための検討会議が立ち上がり動き始めた頃でした。政権も小泉政権の「構造改革旋風」が日本全体に流れ始めてきた頃でもあり、「仕掛けるなら今しかない」と思ったのです。

もともと、市立酒田病院は老朽化が深刻でしたが、経営改善も進んでいたので、建て替えのための特別委員会が市議会に設置されて、議会の検討事項には入っていました。地区医師会も市立病院に肩入れしてくださる会員がとても多く、本当に心強かったものです。

一方で、県立日本海病院は経営不振の状況が続いていました。ただ建て替えるにしても県立に依存せざるを得ない診療科もあり、両病院がこのまま競争を続けてもいずれ共倒れになる危機感も、その頃には感じるようになってきていました。院長就任当時の戦闘モードも、この頃になるとだいぶ軌道修正が自分の中で行われ、地域医療の継続性から熟慮すると、両者を統合した上で、市立病院では回復期・慢性期、県立病院では急性期に特化した医療を展開することが地域の限られた医療資源の効率化に大きく寄与するのではないか、という思いを強く持つようになりました。

当時は県の財政状況が厳しさを増してきていたこともあり、「市立病院と県立病院が一つになれば、財政負担は大幅に減少する。病院への繰り出しからいえば、少なくとも年間5億円ほどは繰り出し額をスリム化できるはずだ」ということを、当時の県知事に説明させていただき、経緯はいろいろありましたが、最終的に2つの病院が合併したのは2008年のことです。

実際に合併されてみて、いかがでしたでしょうか？

県立日本海病院のスタッフからすれば複雑な気持ちもあったとは思うので、私自身がトップにならなくてもよいと考えていたのですが、結果として、新たに立ち上がった地方独立行政法人山形県・酒田市病院機構の理事長として迎え入れていただいて、現在に至っています。

合併から12年以上経過していますが、当初に思い描いていた以上に経営状況は改善維持されましたし、医師をはじめとする職員の人数も段違いに増えています。最近はありがたいことに、自治体病院における合併成功例としてご紹介いただく機会も多くなっています。

これまでの方法は通用しない。アフターコロナの病院経営とは

新型コロナウイルス感染症の影響はいかがですか？

今のところ、都市部と比べれば新型コロナウイルス感染症の影響は少なく、二次医療圏全体としても、ＩＣＵ管理、ＥＣＭＯ装着が必要な重症者は２０２０年４月下旬以降一人も発生していません（２０２０年８月現在）。ただ、もちろん厳戒態勢の継続は必要なわけで、対面で対応せざるを得ない内視鏡検査や心エコーなどが十分にはできていません。患者さんの受診控えも続いている状況で、外来患者は15％、入院患者は14％ほど減少しています。10％程度は減収しているので、経営的には前年と比較するとかなり厳しい状態となっています。

日本の中で、今後の「アフターコロナ」を見据えた病院経営については、どのようにお考えですか？

コロナ禍がいつまで続くのかはまだ分かりませんが、長期化する場合、経営戦略をゼロから練り直さなければならないと考えています。

患者の受診行動の変化や、医療提供体制のあり方など、「アフターコロナの病院運営」を踏まえた上で、それにどう自院の経営戦略とマッチさせていくかを考える必要があります。これまで通りのやり方が通用しない時代に入りそうな気がします。財源確保もコロナ禍では税収は減少し、経済対策、財政出動で国、地方も債務残高が急激に膨らんでいますので、病院経営に対し国から手厚いサポートが受けられる見込みは、一時的には可能でも長期的には持続は困難と予測しています。

例年を大幅に超える補正予算を組んでいる状況下、2022~24年の同時改定まで、診療・介護報酬がどのようになっていくのか……。病院経営者としては非常に大きな変化を覚悟しなければならないだろうと考えています。これからの国の置かれた状況予測と対応という大きな方針決定が定まらない限り、「地域で、病院がどのようにサービスを続けていくのか」という議論もできにくい状況ですが、地域医療構想、地域包括ケア自体は国の未来に不可欠な法整備と思います。地域医療構想の必要性が叫ばれながらも、多くの地域において遅々として物事が進まない状況がこれまで続いてきました。しかし、これを決定的にひっくり返して残り時間軸を圧倒的に前に押し出してきたのが、今回のコロナ禍であるように感じます。今後訪れるアフターコロナ時代、どんな現実に向き合い、どのような医療体制をつくっていくべきなのか。一医療機関単位ではなく、地域全体、日本全体として考えなければならない状況が、今まさに訪れています。私自身も、日本海ヘルスケアネットの共同事業の大筋は決まっていて活動をしているところですが、コロナ禍で停滞しているものもあり、今後どのような方向へ修正、調整していくべきか、考え続けているところです。

病院合併についてなど、本当に貴重なお話を聴かせていただき、ありがとうございました。

まとめ

栗谷先生は、自院の置かれる環境を客観的に分析し、そこから導き出された考察をスタッフに明確に伝え、「怒り」という病院長の意思表示にも共感したスタッフたちは自発性を持つようになり、結果的に職員みんなで業務改善に取り組み、黒字化に成功しました。

さらに、自院だけではなく、地域全体の医療提供体制を踏まえた上で、これからの地域医療のあるべき姿を定義し直していきます。その結果として、自院の経営という範疇を越え、地域の課題を解決する形で、「地域医療連携推進法人」を立ち上げていきました。

財源が厳しい現在の日本において、医療機関単独で生き残ることが年々困難になってきています。国からのサポートを待つのではなく、地域全体としてどのような医療提供体制を構築すべきかを考え、たとえ法人が異なっていたとしても、近隣の他院とも密接に連携を図りながら、自分たちの地域みんなで「住みよいまち」「安心して暮らし続けられるまち」を実現させていくことが、「令和の時代」には強く求められています。

INTERVIEW
9

なぜ医療機関の組織改革にコーチングが有用なのか

企業での組織マネジメントにおいて、以前から積極的に活用されるようになっている「コーチング」。今なぜ、医療現場での活用が進んできているのでしょうか。「医師の働き方改革」や「コロナ禍への対応」など、医療業界に迫っている喫緊の課題に対してコーチングが果たす役割とは――。

これまで大小数多くの企業や医療機関に対し、コーチングによる組織変革を支援してきた株式会社コーチ・エィの鈴木義幸代表取締役社長に、医療機関におけるコーチングの効果やポイントについて伺いました。

「経営者が陥りがちな落とし穴」とは

一般企業において活用され続けてきたコーチングの取り組みが、徐々に医療現場においても広がり始めています。率直にこうした状況をどのように感じていますか。

まず思ったのは、病院組織においても、一般企業と同じようなことが起こっているのだということです。例えば企業の経営者が陥りがちな課題として、「組織を機械として見てしまう」というものがあります。つまり、社内の各部門を機械のパーツとして見立て、そこで働く人を部品としてとらえてしまう。「モーターの回転率を上げればもっと全体がよくなるはずだ」「この部門のパフォーマンスが悪いのは人材のスペックが悪いからだ」「ダメなら他の人に変えてしまえないか」というように、組織を機械論的に見るがあまり、大切なことを見失ってしまうということがよくあるのです。

医療現場の方々のお話を伺うと、病院組織においても、これに似たような事象が起こってしまっているのではと感じることはしばしばあります。医療機関の場合「人を、命を救う」という目的意識が明確である分、院長先生や医師の方々が、「患者さんの治療に役立っているかどうか」という、ある意味、機能的な側面から、知らず知らずの間に機械論的にスタッフを見てしまう可能性があるのではないでしょうか。

実際にはスタッフ一人ひとり、それぞれ違う人間で、モチベーションの高め方も異なります。

特に組織が大きくなるほど、その事実が忘れられスタッフの持つ「人としての側面」をクローズアップして見ようとしなくなることがあるのではないかと感じます。コーチングを学び、実践することによって、院内のスタッフを「資格や技能を持ったパーツ」ではなく、「一人の人間」として意識していくことが、有効な一つの手立てなのかなと考えています。

「組織を変えるコーチング」2つのポイント

コーチングを通じた組織変革の特徴は、どんなところにあるのでしょうか。

われわれが講座等を通じてご紹介しているシステミック・コーチング™には、大きく2つのポイントがあります。

1つ目のポイントは、「人は様々な人との関わりの中に存在している」ということを大前提として、「一つの生命体として組織を扱う」ということです。例えば看護師の方々が患者さんにいい医療を提供するためには、看護師の方と患者さんとの関わりだけではなく、上司や医師、事務スタッフといった同僚との関わりにも目を向け、病院全体を一つの組織としてもう一度あらためて見直し、その中での関わりや一人ひとりの状態を見ていくわけです。スタッフ一人ひとりには主観があり、その人ならではのモチベーションがあり、一人の人間として悩むこともあれば、調子が出ないこともある。そうした前提に立った上で、業務に前向きに取り組める生態系をつくっていけるような施策を打っていくことがポイントとなります。

2つ目のポイントが、スタッフ一人ひとりに「内部参加者としての視点を持ってもらうこと」を重要視している」ということです。「この病院のここがいけない」「経営層はこういうことが分かっていない」などと批判ばかりするのではなく、組織の一員（内部参加者）として自分に何ができるのかを主体的に考える。そうした姿勢を持ったスタッフを増やしていくことで組織を活性化させていこうというアプローチです。

このように「関係性の中で自分が生きている」ということが理解できれば、「自分だけではなく、周囲の人たちが主体性を発揮できるように働きかけよう」と、協調性を持って動いてくれるスタッフが増えてくれるはずですし、「批判ばかりするのではなく、チームメンバーとして自分にできることを考えよう」と動いてくれるスタッフがいれば、組織の様々な問題が解決に向かっていくと考えます。もちろん、このような組織文化を構築するのはそう簡単ではありませんが、まずは経営層の方々にこれらの重要性を理解していただき、コーチングを受けてもらったり学んでいただいたりした上で、各部門のリーダーなど、院内の主要なキーパーソンを巻き込みながらコーチングを広げていってもらう。そのように段階的に取り組んでいかれるのがよいのではないかと思います。

「医師の働き方改革」にコーチングが果たす役割

全国の医療機関では、２０２４年４月までに「医師の働き方改革」を実現させていかなければならない状況となっています。働き方改革を推進する中で、コーチングが果たす役割についてどのようにお考えですか？

働き方改革を推進する中で、労働時間を抑えつつも、どのようにしてこれまで通りの業績を維持していくのか、頭を抱えていらっしゃる経営層の方は多いのではないでしょうか。

そう考えると、働き方改革の本質は「いかに組織全体の生産性を上げていくか」に尽きると思います。スタッフの労働時間を抑えつつ、生産性を高めるために今求められているのは、「一人ひとりがいかに主体的・自発的に動ける組織をつくれるか」にかかっているのではないでしょうか。

人間である以上、「誰かにやらされている」という感覚があるとどうしても生産性は下がります。逆に、主体的・自発的に取り組む人が多い組織においては、ストレスも低く、生産性も高い。そうした雰囲気を醸成していくために役立つのが、コーチングだと考えています。

医療機関におけるコーチング活用はまだまだ一般的ではない状況のようですが、タスクシフトを推進することにおいて、各職種の業務範囲を再定義したり、職員のモチベーションを高めて離職率を下げたりする過程では、コーチングのベースとなっているコミュニケーションスキルがかなり役に立つのではないかと期待しています。コミュニケーションという側面から組織変革に取り組んだ経験がないという医療機関も多いかもしれませんが、考え方によってはそういう医療機関ほど伸びしろが大きく、効果が現れやすいとも感じます。

コーチングが、離職率の低下やタスクシフトの推進に役立つというのは、今回実施したアンケートやインタビューの中でも数多く聞かれました。さらに、「コーチングを導入して以降、医療事故の件数が減っている」という声も寄せられました。

コーチングを通じてコミュニケーションが活性化した結果、以前であれば「言うべきか否か」と迷っていたようなことや、上司に怒られることを危惧して胸にしまっていたことでも気軽に相談ができるようになり、業務のミスや事故が減ったという声は、確かにしばしば聞かれます。何を言ってもリスクが少ない状態を「心理的安全性が担保されている状態」といいますが、スタッフとのこうした関係性は一朝一夕にはつくれません。定期的な面談はもちろん、日頃から挨拶をしたり、ちょっとしたことにお礼を言ったり――血の通ったコミュニケーションを重ねていかなければ、「何を話しても大丈夫」だと思える人間関係は構築できていかないからです。

こうした人間関係は極めて大切です。スタッフが同僚とのコミュニケーションに躊躇してしまう状態にあるために、組織の生産性が大きく下がってしまうということは、一般企業においては、以前から様々な研究で明らかになっています。

実際にコーチングなどの手法に興味を持ったとしても、医療機関には「具体的に何をしたらよいのか分からない」という経営層の方もいらっしゃると思うのですが、普段はどのようにしてサポートされているのでしょうか。

まずは病院長の先生ご自身にコーチングを受けていただくというのも一つの選択肢だと考え

ています。その過程で、そもそも自院が存在する目的が何で、どのような目標を持てばいいのか、そのために組織をどのように変えていかなければならないのかを、プロのコーチと一緒に考えるのです。こういったコーチングを通じた対話を繰り返すことで、病院長の先生ご自身も納得して次の行動をとることができますし、「院長として周囲とどう関わるべきか」が定まっていきます。

経営層に就任される方の中には、「経営層としての引き継ぎ期間」がほとんど設けられないままに組織のトップに就任してしまうケースが珍しくありません。こうした傾向は、一般企業においても同じなのですが、医療機関の場合は特に「人の命を救う」という目的がかなり明確な分、「地域において、なぜ自院が存在すべきなのか」といった経営理念について前任者と腹を割って話すことがなかったという方もいらっしゃるのではないでしょうか。

私も時折り、病院経営の先生とお会いする機会があるのですが、実際にお話を伺うと、院長としての振る舞いも、前任の院長先生をまねたり、あるいは反面教師として参考にしたりして、ある種自己流でこなしていらっしゃる先生も珍しくありません。コロナ禍のように、トップがスタッフたちに明確なメッセージを示していかなければならない状況では、まず院長先生ご自身が、経営理念の奥底にある哲学についてよく考え、その実現のために必要な施策や、組織構造を考えていくことが求められていると感じます。

確かに、コロナ禍が訪れたことによって、自院の果たすべき役割を強く考えるようになった医療機関は多いのではないかと思います。自院は、「コロナ患者を受け入れるべきか」それとも「コロナ患者はほかの医療機関に任せ、他の領域に力を入れるべきか」――そんなふうに頭を抱えている経営層の先生方も少なくないと感じます。

やはり今回のように、誰も経験したことがないような不測の事態が起こったときには、自身の役割や病院としての責任をどのように定義するかが、とても大事になってきます。お一人でこれらのことを考えていてもなかなか答えが見出しづらい問題だとも思いますから、院内の先生方や、キーパーソンとなるようなスタッフの方々と話し合いながら、経営層と現場の意識を合わせていくことも重要かと感じます。その上で、「みんなでこういう役割を果たしていこう」というビジョンを作り上げていくことが、第一歩なのではないでしょうか。

まとめ

新しく着任した管理職がその役割に本当の意味でマッチするようになるには、就任後1年半ぐらいはかかるということを、鈴木社長から教えてもらいました。

コーチ・エィでは、大手企業も含め、年間で数百人もの経営者の方々にコーチングされるとのこと。その中で、割合として非常に多いのが、新しく社長になった方々にその年からコーチをつけるというケースだそうです。そういった意味では、社長だから誰しも就任直後から明確なビジョンを示せるというわけでは決してないということを、改めて認識する必要があるのかもしれません。

本文にもあった通り、病院長の先生がエグゼクティブ・コーチングを受けることによって、自ら自院のビジョンを明確にし、全職員に対してそれを示していければ、このコロナ禍であっても、非常に打たれ強い病院経営が行える可能性が高まります。しかし、今まで医療者は、病院長・理事長就任後にこういった自問自答を行う機会を持つ必要性があることについて、あまりにも意識されてこなかったところがあったのではないでしょうか。

ただ、だからこそ、医療機関はコーチングをいったん導入すると伸びしろが非常に大きく、実際によい効果が現れている病院が多いのも、そういった理由が考えられます。

第2章

伊豆で実現した「医師の働き方改革」

「医師の働き方改革」に取り組むきっかけとなった、順天堂大学附属静岡病院への着任

日本中の様々な地方と同様に、中小の医療機関が次々と廃業・縮小に追い込まれている伊豆半島において、かつて伊豆長岡病院と呼ばれていた順天堂大学医学部附属静岡病院(静岡病院)は、文豪たちに愛されたことでも有名な伊豆長岡温泉街の中にあり、伊豆半島の救急を大きく担う拠点病院です。

名曲「天城越え」でも知られる通り、伊豆半島は山が険しく車で病院に乗り付けるだけでも大変で、しかも医療機関が年々減少していることもあり、静岡病院の救急車搬送件数は年間6164件、ドクターヘリの出動件数は1196件(2019年度)と、日本有数の第三次救急病院となっています。

https://www.hosp-shizuoka.juntendo.ac.jp/department/lifesaving/activity-report/

静岡病院が果たしている役割の大きさは、もちろん医局員であれば誰もが知るところです。

しかし、それと引き換えに自分自身の生活が犠牲となってしまう可能性は否めず、当時は「医局の中で人気のない派遣先」となっていた実情もありました。

もちろんそうした認識は、着任当時の私も十分に理解しており、正直なところ最も行きたくない派遣病院でもありました。しかも、私自身、学生時代のポリクリで1週間来たことがあるだけで、医師になってからは一度も来たことがない病院でしたので、知り合いもほとんどおらず、その人脈がないことも一層、自分自身の気持ちを億劫にさせていました。

実際に、私がこの病院に糖尿病・内分泌内科（糖尿病内科）の診療科長（科長）兼准教授として赴任したのは２０１２年。当時、私は41歳でした。たとえ分院であったとしても、大学病院であれば内科系の科長のポジションに就任するのは50・60歳代の医師がほとんどの中、私の人事異動はかなり異例であったように思います。

念のため申し上げておきますが、そんな「異例の人事」が実現した理由は、私が優秀だったからではありません。率直に申し上げて、私のほかに「この病院に赴任したい」と思う医師が、なかなかいなかったからだと推察しています。私自身かなり驚いたものの「教授も困っておられるのだろうな」と、勝手に忖度し、加えて「天邪鬼」な性格も手伝って、結果的に二つ返事で了承することになりました。

ただ、今から振り返ってみると、教授からこの最も望まない人事異動を言い渡されている最中に、「ここまで望まない辞令なのであれば、逆に何か自分に大きなメリットになることが起こるかもしれない」と直感的に感じたのも事実です。しかし、その「何か」が「自らが率先して『医師の働き方改革』に着手する」ことであろうとは、当時、まったく想像もしていませんでした。

静岡病院で始めたコーチングについて

私がコーチングを学んだ理由

私は、静岡病院赴任前、本院の糖尿病教育入院のグループ長を5年ほどやらせていただいていました。この教育入院は、糖尿病医にとって基本中の基本であるため、新入局員は全員かならず数ヵ月間、ローテーションしてきます。そして、日々、入院患者さんのベッドサイドに回診に行く時に、必ず新入局員から先に患者さんと会話をしてもらっていました。

その時に、うまい具合に会話が進まず、患者さんに〝やる気スイッチ〟が入らないこともよくありました。その後に先輩医局員が患者さんと会話をすると、患者さんの行動変容が起こっていきます。ただ、当時の私は、その会話の違いを上手に説明することができず、そのため新入局員たちになかなかそのコツが伝わらず、もどかしい思いをしていました。

静岡病院赴任が決まった頃、そういったモヤモヤした気持ちを抱えていたところ、ある方から、コーチングを学んでみるとよいのではないかとアドバイスされました。そこで、伊豆長岡に単身赴任した直後から、株式会社コーチ・エィのコーチング講座（ＣＴＰ）※のトレーニングを開始したのです。ＣＴＰは全部で約１３０時間のカリキュラムからなっています。そして、毎回１時間の受講のたびに課題が課せられます。費用全額、自腹を切って始めたことですから、早朝や夜間の時間帯に何とか都合をつけて研修を受けていました。

ただ、あくまでもその当時、私自身は糖尿病患者さんたちの行動変容を促すため、そしてそれを理論的に説明できるようになりたいという思いからコーチングを学び始めたのです。しかしコーチングは本来、「部下をやる気にさせる」ために進化してきた経緯のあるコミュニケーション・ツールですので、ＣＴＰにおける毎回の宿題の中でも、「部下がどのようなことで困っているかヒアリングしてきてください」といった内容が多く含まれていました。

このＣＴＰの研修をきっかけに、時間の許す限り医局員の困りごとに耳を傾けたり、その解決策をみんなで何度もディスカッションしたりする機会が以前にも増して多くなりました。

※コーチ・トレーニング・プログラム（現在のコーチ・エィ アカデミア）

一方で、医局員からすれば、日頃ただでさえ忙しいのにもかかわらず、何度も私のCTPの課題に付き合わされて「最近はどんなことに困っているの？」などと質問されるわけですから、時には「またですか!?」と嫌がられることもありました。

しかし、しつこいほどにヒアリングを重ねていくうちに、期せずして糖尿病内科の「医師の働き方改革」が動き始めていったのです。

1on1で「どんなことで困っているか」をヒアリング

医局員へのヒアリングに当たっては、1on1という手法を積極的に取り入れ、「とにかく相手の話を聴くこと」に徹しました。1on1の時間の中で、私が医局員たちに質問を重ねたのは

①本人の日常での臨床業務に関すること
②本人の周囲のスタッフ等で起こっている問題点
③本人の今後の中長期キャリアに対する考え

でした。

まず、①本人の日常での臨床業務に関しては、「何が一番忙しいか」「これだけは変えてほしいと思っていることは何か」などといった質問を適宜尋ねていって、彼らの本音を探っていき

ました。

臨床の最前線で診療に携わっている医局員は、若くて考え方も柔軟ですので、こちらが想像していた以上に、現状を的確に分析しており、本来あるべき臨床業務像を客観的にイメージしています。

ですので、彼らのイメージする、クオリティの高い診療体制をどうすれば作っていけるのかについても、できる限り彼らの言葉で発してもらうように心がけました。こうやって引き出されてきた内容には、彼らしか気づけない改善点や大事なポイントが多く含まれていたのです。

このように、上司は、部下の貴重な意見や解決策を聞き逃すことなく、しっかりと拾い上げることがとても重要だと痛感しました。

②本人の周囲のスタッフ等で起こっている問題点を聴く時には、問題点を尋ねるだけでなく、他の医局員や他科の医師、コメディカルをはじめとする周囲の同僚たちに対してどんな気持ちや感情を持っているかも含めてヒアリングしてみました。

こういった質問を複数の医局員や看護師・医療スタッフに投げかけることによって、職場内での人間関係がつかめることもあります。

特に複数人から苦情もしくは称賛がある場合は、信憑性が高い情報であることが多いようです。私自身、静岡病院ではほぼ人脈ゼロの状態から新たな人間関係を築き始めていきましたので、これらの情報はとても参考になりました。

この質問では、各員がどんな形でのチームワークを望んでいるかを知ることもでき、医局全体の結束力を高めるための最初の情報収集につながっていったと考えます。

部下の夢や将来像についても知る

最後は、③「本人の中長期的キャリアに対する考え」についてです。

ここでいう「キャリア」は、医師としてどのように働いていきたいのかという将来像だけではなく、プライベートも含め、一個人としてどんなふうに生きていきたいか、といった広い意味での夢を含みます。

「なぜ医師になろうと思ったのか」「糖尿病内科を選んだ理由は何か」「当院で働いた経験を、今後どのように活かしていきたいか」から始まり、出身地、どんなふうに育ってきて、これからどんなふうに生きていきたいかといった点についても差し支えない範囲で尋ねることで、医局員がどのような人生設計を描いているのかをうかがい知ることができました。

こういった質問を、業務が一段落着いたようなときに15~20分くらい、1~2ヵ月に1回程度行っていました。一般的な1on1と比べると頻度や時間が少ないと思いますが、その理由は、地方病院で働く医師の日常業務の特徴にあります。

それは、基本的に毎日、昼食は医局員みんなで職員食堂で食べていることが多いのです。そのランチの時や、飲み会の席で、随時一言二言、「3分間コーチング」的な短時間でのコーチングを行い、質問を投げかけ、さりげなく本音や意見をヒアリングする機会を多く持ちました。そのため、いわゆる場所と時間をセッティングした1on1の形式を取ることは、本当に必要な時以外はなるべく控えるようにしました。そのほうが、タイムリーにピンポイントのコーチングが行えると、私自身判断していたからです。

また、糖尿病内科を選ぶ若手医師は、「慢性疾患の患者さんにコミュニケーションを取りながらしっかりと寄り添っていきたい」という思いや、「仕事と家庭のバランスを取って働きたい」という気持ちが強い傾向にあります。そのため、臨床に限らず幅広い視点で質問を投げかけることで、医局員たちの人生や人柄全般に興味を持っていることを示していきました。それによって、部下から親近感や安心感を持ってもらいやすくなると考えたからです。

実際にヒアリングの回数を重ねるうちに「心理的安全性」※をきちんと持ってもらえるようになっているという手応えを感じるようになりました。そうすることで、次第に医局員が率直に胸の内を語ってくれるようになり、私たちの診療科が抱える課題についても非常に具体的な改

※275ページ参照

善案を積極的に提案してくれるようになりました。

こうして、本当の意味での片腕として、自分たちの長所を活かして、それまで以上にクオリティの高い働き方をしてくれるようになっていったのです。

「医師の働き方改革」という言葉もなかった時代に取り組んだ業務改善

医局員の厳しい労働環境

静岡病院に赴任して、医局員たちの労働環境がかなり厳しいものであるという現実を改めて認識させられました。朝7～8時頃から出勤し、夜は22～23時まで病院にいる。休みの日も、何かしら心配な患者さんがいて、その容態を確認し、必要に応じて私に電話で報告もしてくれていました。医局員みんなが病院と宿舎とをただ往復する毎日を送っていることも多く、科長としては、この状態をどうすれば改善できるのかと思っていました。ただ、実際にどうすればよいのか、何から手をつければよいのか、まったく見当すらつかなかったというのが赴任当初の正直な気持ちです。

着任した2012年はまだ「働き方改革」といった言葉すらなく、改善しようにも見本となる事例はまったく見当たりませんでした。ただただ、医局員みんなの残業時間が1時間でも短くなれば「御の字」といった程度の淡い期待をいだきつつ、苦し紛れではありましたが、結果的にはこれからご紹介するように、コーチングを取り入れて業務改善を図っていくことになります。

コーチングを通して現状を把握する

改革を始めるために、CTPで教わった通りに、まずコーチングフローを作り、目標の明確化や現状の的確な把握を行うことから始めていきました。

そして、糖尿病内科の医局員の問題点として以下のような3つが浮き彫りとなりました。

- 医局員全員の残業時間が多い
- 救急外来の搬送患者が多い
- 都心から離れた地方生活

糖尿病内科の医局員は全員で4人。科長の私の他に、おおよそ2年程度で交代する実働部隊としての専門医レベルの医局員2名と、数ヵ月ごとに交代する新入医局員1名で診療に当たっていました。

医局員たちの主たる業務は、当科に入院中の患者さんの診察や外来診療、初診患者さんへの対応です。これに加えて、最も業務量が多いのが、他科からの血糖コントロール要請への対応です。

糖尿病内科には、小児科を除くすべての他科の病棟から、常時入院患者さん40~50人程度の血糖コントロール依頼があります。在院日数の短縮が求められる昨今、スピーディな対応が要求され、医局員たちは全病棟を1日に2~3回ラウンドしなければなりません。

これに救急外来からの血糖コントロール要請も加わり、連日22~23時まで忙しく働き続けるといった、多忙な状況が常態化していました。

医局員たちから提案された「残業時間の多さ」解決策

着任早々から医局員にヒアリングを重ねることで、当科が抱えている「臨床上の課題」も明確になりました。その第一の問題はやはり、「時間外勤務の多さ」でした。

ヒアリング後に解決策を検討し、私は以下の3つの施策を考えました。

①救急外来から搬送患者への血糖コントロール要請があまりにも多いため、できる限り救急外来を受診する糖尿病患者を減らす
②医療レベルのクオリティを下げることなく、日々の診療体制の効率化を図る
③医局員から看護師・薬剤師・管理栄養士といったコメディカルスタッフへのタスクシフトを行う

医局員たちとディスカッションをするなかで、特に救急外来での「低血糖患者」の血糖コントロール対応は「残業時間削減」の大きな重しになっているという点で意見が一致しました。
実は、私も医局員たちも、インスリンや経口血糖降下薬による薬物療法を工夫しさえすれば「低血糖患者」を減らしていくことが十分に可能だと考えていました。当時は臨床上あまり行われていない取り組みではありましたが、私たちはそれを推し進めることにしました。

なかでも特にSU薬や30ミックス、25ミックスインスリンといった混合型インスリンを使用しない治療方法は、2012年当時、世間一般からするとまだまだ斬新な考え方であったかもしれません。ただ、患者さんのメリットも非常にあると考え、これらの薬剤を極力使わないような治療法に思い切って積極的に切り替えていく決断をしました。伊豆エリアでも、このよう

なSU薬に依存した治療方法が特に開業医の先生方の間では一般的でした。

SU薬は、1950年代から2型糖尿病の治療における強力な血糖降下薬として国内外の臨床現場で長らく用いられてきました。ただ、強力な血糖降下作用を持つがゆえに、例えば患者さんが急性胃腸炎で食事がほとんどできなかった場合等には、低血糖が起きてしまうことがありました。しかも、それが夜間や休日であると、現場の医療スタッフは時間外勤務を余儀なくされます。

ちょうど私が静岡病院に赴任した2012年当時は、インクレチン関連薬と呼ばれる新たな糖尿病治療薬が矢継ぎ早に投入されていた頃でした。そこで、SU薬や30ミックスインスリンを極力用いず、持効型インスリンをベースとして、インクレチン関連薬を含めた夜間低血糖を起こしにくい薬剤を組み合わせつつ、最新の知見に基づいた治療を推し進めることにしたのです。それにより、「夜間の低血糖で患者さんが救急搬送されてくる」といった症例を減らせるのではないかという認識の共有が、順天堂大学の糖尿病内科医全員の間で、その当時すでになされていました。

低血糖を減らすことは患者さんだけでなく家族、医療者、地方財政にも貢献する

一人暮らしの高齢者が低血糖を起こした場合は特に、救急車で搬送されることは珍しくあり

ません。

伊豆半島では一人暮らしの高齢者が多く、場所によっては救急車で1時間以上かけてやってくる患者さんもいました。伊豆半島先端の南伊豆や下田からは、まさしく救急車で「天城越え」をして当院へ1時間半くらいかけて搬送されることもあります。

もちろん長距離の救急車搬送がたび重なれば、地方自治体の財政の圧迫につながることも考えられます。

さらに、一人暮らしの高齢者が救急搬送されたとなれば、都会で暮らす子どもたちにも連絡がいきます。すると、彼らも慌てて仕事を切り上げたり、子どもを近所に預けたりして、大急ぎで東京や横浜から新幹線や自家用車で伊豆長岡まで駆けつけることになってしまいます。

したがって、そもそも普段から低血糖発作を起こさないようにすることができれば、患者さんや現場で働く医療者はもちろんのこと、患者さんの家族や地域行政の負担も軽減することになります。

他科の入院患者も低血糖を起こしにくい薬に積極的に変更

さらに、他科に入院している患者さんにおいても、入院中にSU薬を極力使わない治療法に積極的に切り替えながら、血糖コントロールを行っていきました。[※1]

※1　齊藤大祐、杉本大介、河野結衣、佐藤文彦；Diabetes Frontier(27)3；392-7, 2016

結果的に、ＳＵ薬の使用割合は10％未満になっていったと思います。

また、入院を機会に糖尿病専門医の目線で血糖をしっかりとコントロールするのはもちろん、患者さんたちができる限りインスリンの注射回数を減らせるように、入院期間中に食事療法など日常生活で遵守すべき内容を分かりやすく理解していただくように腐心しました。

そうすることで、退院時にはすでにインスリン治療を卒業される方も数多くおられました。[※1]特に肥満を伴った2型糖尿病患者さんが適切な血糖コントロールを行い正しい食事療法を行って体重管理していけば、インスリン治療導入開始から半年程度でインスリン治療を卒業される方も珍しくありません。

静岡病院においても、血糖コントロール不良のためにインスリン注射を日に4回行っていた患者さんが、食事療法に対する理解を深めたことで、２週間の入院期間中にインスリンを卒業し、退院以降は夜間低血糖を起こさない内服薬へと切り替えることができた事例が数多くあります。

さらに糖尿病内科の入院患者さんには、この後ご説明する「糖尿病支援入院」という制度を積極的に活用していました。この入院中に糖尿病患者さんの糖尿病に対するリテラシーを高める様々なプログラムを設け、退院した後もずっと、再度入院治療が必要になるような血糖コントロール不良な状態にならないように糖尿病チーム一丸となって指導を行っていきました。これも低血糖により救急搬送される患者さんが低減できた、大きな要因の一つだと考えています。

「糖尿病支援入院」で開業医とWin-Win関係を構築

外来受診不要の「糖尿病支援入院」導入で入院希望の患者をすべて受け入れへ

病院運営を考えた場合、当然のことではありますが、新患患者さんにどんどん来ていただく必要があります。

そのためには、地域内での様々な連携や取り組みを常日頃から行い、他院から患者さんをご紹介いただくことが欠かせません。

しかし、残念ながら私自身は赴任当初、何も人脈がない状態でした。このため、地域の開業医の先生方とWin-Winの関係をいかに作っていけばよいか、まずはビジョンを明確化することに腐心しました。

結論として、地域の開業医の先生方との連携も意識しながら進めた「働き方改革」のポイントは、大きく2つ。
①「糖尿病支援入院」の新導入と、
②積極的な「逆紹介」の推進です。

悪化してからの初診回避ねらう「支援入院」

①「糖尿病支援入院」の導入についてですが、一般的に、糖尿病患者さんは地域のクリニックに長年通院されています。

ただ、血糖コントロールがどうしても改善しない場合や、病状について専門医の意見を知りたいという要望等があると、クリニックの紹介状を携え地域の拠点病院を受診することや入院を検討することになります。

そこで私たちは、地域の開業医の先生方が自らの患者さんに入院が必要だと判断して医療連携室に直接連絡すれば、患者さんが事前に静岡病院の外来を受診しなくても、所定の日に入院できる「糖尿病支援入院（支援入院）」を導入することにしました。

日本中の病院で行われている糖尿病教育入院と同様に、「支援入院」では複数の患者さんと一緒に2週間入院します。その内容は、クリニカルパスに沿って診察、採血・採尿・血糖値や心電図といった検査、糖尿病に関するビデオ学習、個別の栄養指導など糖尿病治療に必要な項目を網羅したものとなっています。

しかも、私たちの「糖尿病支援入院」の特徴は、近隣の開業医の先生方が医療連携室に電話で連絡をいただければ、その段階で大部屋であっても期日指定で予約を取ることができます。これにより、患者さんは、非常に混んで待たされる大学病院の外来に一度も受診する必要がありません。

このことで、普段、伊豆長岡へは遠いから大学病院には受診できないといった、距離の問題を解消することができるようになりました。

加えて、退院後もかかりつけ医への通院を基本とするため、退院サマリーで詳細に糖尿病関連のデータや診療情報も提供してお戻しするので、開業医の先生方も安心して患者さんを入院させることができます。

こうして、開業医の先生方からの大学病院に対する紹介控えをかなり減らすことができるようになりました。

それまでは、他院から紹介されてくる患者さんの中には、血糖コントロールが極めて不良になって初めて当院に受診される方も少なからずおられました。その中には、初診が救急外来となる患者さんも多く含まれていたのです。

それが夜間の救急搬送だったりすると、医局員は当然、時間外の対応を強いられることになります。昼間の緊急入院であっても、深刻であればあるほど高度な血糖コントロールを求められ、医局員はそれにかかりきりになり、現場の負担が大きくなってしまっていました。

そうなる前にきちんと紹介状を持って受診や入院をしてもらえるようになれば、患者さんも開業医の先生方も、地域の拠点病院の専門医も、みんながハッピーになるのです。

クリニカルパス導入でタイム・マネジメントの主導権を握る

この「支援入院」では、2週間の入院期間中に患者さんにとって適切な食生活とは何かを知ってもらい、血糖値や体重がどのように変化するかを実際に体感してもらいます。肥満を認める方ほど、インスリンの注射回数を減らして退院される患者さんも珍しくありません。

入院日は毎週火曜日、退院するのは翌々週の月曜日となっており、医師にしてもコメディカルスタッフにしても、誰がいつ・どこで・どのような検査・講義・食事指導を行うのか、具体的な内容と流れがはっきりと決まります。

「クリニカルパスなら、それは当然」と思われるかもしれませんが、クリニカルパスのように、決まった流れの治療メニューを業務に取り入れることは予想以上に「働き方改革」を促進させてくれます。これを上手に活用しない手はありません。

一般入院であれば、入院してくるタイミングもバラバラになってしまいますので、「残念ながら、予約がいっぱいで入院中は検査ができないのです」といった事態も多々生じます。しかし、「支援入院」は、あらかじめ検査・講義・食事指導の日程が1年を通して組まれており、基本的に必要な検査を必ず受けることができます。これも患者さんにとって大きなメリットです。

一方、医師や病棟看護師にしても、毎週のルーティンとして「支援入院」が組まれているので、例えば「金曜日に、次週の入院のオーダーを確認しよう」「今日は退院日だから、午前のうちに退院時総括の確認をしよう」というふうに、各人の業務計画が立てやすくなります。また、ルーティンのなかでお互いが、事前にやっておかないといけないことや、今何をしているのかも共通認識ができ、確認事項の見落としが激減します。病棟看護師から医師への問い合わせも相当数減らすことができました。

特に医局員たちへの導入効果を実感できたのが、入院の患者さんが他科受診や検査・講義を受けていれば、午前中の時間帯であっても他病棟の患者さんの血糖コントロールを行いにいくことができるようになったことです。これにより、医局員たちの日常業務をかなり簡素化することができ、勤務時間内の有効利用が可能となりました。

このようなタイム・マネジメントの主導権を自分たちがしっかり握れるようになることこそが、業務の効率化へとつながっていくのです。

どのような改善案がよいか、事前に丁寧にヒアリング

事前の外来受診なしに、医療連携室を介してダイレクトに入院する「支援入院」導入を行うに当たっての最大の問題は、入院患者さんの病状が入院日当日まで分からないことです。そのため、現場の医療スタッフが難色を示すことを私自身はかなり懸念していました。

そこで、コーチングの手法を用いて、医局員にこのシステムを導入すべきか否かを、かなり入念にヒアリングしました。

すると、若い医局員は全員、「血糖コントロールが不良な患者さんが、時間外に新患患者として救急外来に突然受診してくるよりも、どのような患者さんが入院してくるか分からないとしても、勤務時間帯に『糖尿病支援入院』してくるほうが、勤務時間内で対応できるので、ぜひそうしてほしい」という意見で一致していました。

正直、全員から賛成意見が聴かれるとは思っていませんでしたが、こうして現場で働く医療者の考えをしっかりと確認できたため、「医療連携室を介したダイレクト入院」の導入を積極的に推し進めていきました。結果として、導入後に不平・不満を含めたトラブル等は、拍子抜けするほど何も起こりませんでした。

実は、こうした医局員に対するヒアリングを、私は赴任する前から少しずつ始めていました。それにより、ダイレクト入院も私が赴任した翌月から導入することができ、着任早々から静岡病院の「働き方改革」をスタートすることができたのです。

「医師の働き方改革」を遂行していくためには、常日頃から現場の声をしっかり聴き、フィードバックされた数々の意見を踏まえて改革を行っていくことが大切だと考えます。

静岡病院で「働き方改革」を進めることができた要因も、まさにこの点に集約されます。現場の声を聴かずに経営会議で決まった「机上の空論」を押し付けても、現場が混乱するだけで改革はうまく前には進んでくれません。「残業を減らしたい」「ここさえ改善できれば」などと思っている現場の声をきちんと拾い上げて、そのフィードバックをもとに方針を立てていけば、「医師の働き方改革」を進める道は自然と開けてくると私は確信しています。

30人フィードバックから見えたこと

30人の関係者からのフィードバックをもとに、目標に向かう手段を決める

赴任直後から1年半ほどかけて受講していた株式会社コーチ・エィのコーチング講座（CTP）※と並行し、プロフェッショナル・コーチ（プロコーチ）にも半年間ほど個別に1on1コーチングを受け、より具体的に医局内の業務改善について、考え方をまとめていくようにしました。

そうしたところ、最初に出された宿題が「現場の医療関係者30人から、まずは糖尿病内科の現状についてフィードバックをもらってきてください」というものでした。

「30人」はかなりの数ですので、最初に聞いた時はかなり戸惑いました。しかし、医局員をはじめ、病棟看護師長、外来看護主任、栄養科長、病棟薬剤師、内科医局長、内科秘書、病院長、診療部長、医事課、地域連携室などといった院内の様々なステークホルダーはもちろん、静岡県東部エリアで開業されている糖尿病専門医の先生方など、多方面の医療従事者に私たちの診

※コーチ・トレーニング・プログラム（現在のコーチ・エィアカデミア）

療科についてあらゆる角度から忌憚のないご意見やフィードバックを聞いて回りました。

いざ話を聴かせてもらうと、「苦情」のようなものも当然含まれており、私や糖尿病内科に対するネガティブなご意見に、心が折れそうになることもありました。ただ、このように様々なポジションの方々から私や糖尿病内科に対する生の声を聞けたことで、病院や病院を取り巻く地域医療体制の実情について、徐々に立体的に「見える化」していけるようになりました。

そして同時に、先ほど述べた糖尿病支援入院の活用や、SU薬を使わない治療を行っていくなど、目指すビジョンや目標も明確になっていくことになります。そして、目指すビジョンや目標がはっきりすることによって、それらに対する課題の優先順位が明確になり、さらに、一つひとつの施策の精度が高まっていくことにもつながりました。

こうして打ち出した施策は、「机上の空論」でなく、様々な現場の声を拾い上げた施策であったため、いずれも無駄なく的確に業務改善に結びついていくこととなっていきました。

コメディカルの存在や発言への承認からスタート

糖尿病内科は、まさしくチーム医療で運営されています。フットケアを含め、様々な糖尿病患者さんのケアを中心になって担う病棟・外来看護師や、服薬状態などを把握してインスリン指導などを行う薬剤師、栄養指導を行う管理栄養士らの協力があってこそ、患者さんの糖尿病に対するリテラシーがどんどん高まっていくのです。

しかしながら、医学生の時に来て以来、まったく静岡病院と接点のなかった私は、着任当時にコメディカルの知り合いが全くいませんでした。

そんな状況で、医局員に行っていたような1on1の面接をコメディカルスタッフと最初から行うのは、あまり現実的ではないと考えました。そこで、まずは「気軽に話ができる関係」「本音を引き出せる関係」をつくることに徹しました。

コメディカルスタッフのなかには、自分から医師に話しかけるのは「失礼ではないか」と身構えてしまい、自分の意見をなかなか素直に表してくれない人もいます。そのため、廊下ですれ違った時などちょっとしたタイミングにこちらから話しかけるようにして、コミュニケーション量を徐々に増やしていったのです。

さらに私が進行役を務め、毎週実施していた、糖尿病支援入院中の患者さんの病状についての「多職種合同カンファレンス」では、コメディカルスタッフの意見を積極的に聴き、承認する気持ちを態度で示しながら、参加者が話しやすい雰囲気・環境をつくることを徹底的に心がけました。

この他にも、医局員との飲み会にコメディカルも遠慮なく参加してもらい、できるだけ多くのスタッフとのコミュニケーションを持つ機会を増やしていきました。こうした中で、「遠慮せずに話をしても大丈夫だ」という「心理的安全性」を実感してもらおうとしたのです。

質問するにしても、二者択一は避け、自由に考えを聴けるオープン・クエスチョン※を多く用いました。こういったコーチングの手法を織り交ぜて使いながら、チームスタッフ全員の意見を拾い上げていくことに注力していくことになります。

ヒアリングから見えてきた「伊豆長岡で専門性を高めながら働き続けたい」というニーズ

コメディカルスタッフとのヒアリングで強く感じたことが「この地域で専門性を高めながら働き続けたい」という声が非常に多いことでした。医局員は、東京にある本院から派遣されてくることがほとんどですが、コメディカルスタッフの多くは生活の基盤を伊豆エリアに置いています。

このため、こういったニーズを実現していくには、「専門性を高めながら」という点で医師側がいかに環境整備できるかが非常に大切なポイントです。

実際に、糖尿病療養指導士の資格取得のための研修会などは、都心から離れた伊豆半島で開

※288ページ参照

催されることは皆無で、こうした事情からスキルアップの機会を得たり維持したりすることを断念しているスタッフも少なくありませんでした。

そのような問題をきちんとクリアして、多くのコメディカルスタッフが、この地域の糖尿病のスペシャリストとして、誇りを持って働き続けられるように職場環境を整備していくことが、彼らのモチベーションを高め、かつ、糖尿病診療の質の向上にも寄与していきます。

そこで、専門性を磨くための学習機会を提供していくために、着任当初から地域の糖尿病専門医の先生方の協力も得て、伊豆長岡で糖尿病療養指導士の資格取得のための研修会を開催することにしました。

糖尿病療養指導士資格取得のための初めてのセミナーには、伊豆長岡という静岡県東部エリアの中でも中心地から幾分離れた会場での開催でありながら、なんと70名もの医療関係者が集まったのです。誰もが予想し得なかったような盛大な会にすることができました。

一緒に準備を進めた主催者全員ビックリしながら、「予想以上にニーズがあるのだ」と強く感じたことを、今でも覚えています。地方で働く多くのコメディカルスタッフが、スキルアップする場を熱望していることが明確に浮き彫りになり、だからこそこういった取り組みを、地方においても定期的に行っていくことが重要なのだと強く確信した瞬間でもありました。

コメディカルへのヒアリングを通じて気づいたもう一つのことは、やはり彼らの日常業務も非常に忙しく、医局員同様に、「自分たちでなくてもできる仕事」に忙殺されているということでした。

つまり、コメディカルスタッフが自らの専門業務にきちんと専念できる環境を作らないことには、医師から業務を引き継ぐというタスクシフトも実現不可能ということなのです。

コメディカルスタッフが地域の評判を左右する

先に述べた通り、多くのコメディカルスタッフが地元住民であるということは、病院に関するコメディカルスタッフの発言が、病院の評判を大きく左右することにもつながります。

親戚・友人・近所の人たちとの会話のなかに職場が登場することは想像に難くありません。病院のイメージは、そうした地域で暮らしている人たちの日々の会話の中に強く影響されていきます。

例えばコメディカルスタッフが「仕事にやりがいがある」、しかも「職場環境が整っていて、毎日定時で帰れる」ことを誇りに思い、それが地元住民にも知れわたるようにできれば、間違いなくその病院の評判も上がっていくはずですし、求職者も増やしていくことができるでしょう。

地域での病院の評判をよりよいものにする意味でも、コメディカルスタッフとのコミュニケーションを取り、何に困っているか、不満があるのかを知って、それに対応することが非常に大切なのではないでしょうか。

そのことがしっかり頭に入っていれば、決して「○○病院看護師大量退職」といったようなことも生じずに済むはずです。

地方であればあるほど、悪い評判が致命傷となることすらあることを、経営者や管理職は肝に銘じておくべきなのです。

タスクシフトで不可欠なのは、医師がやり遂げる覚悟と丁寧な指導

タスクシフトの前に、まずは業務の棚卸を

着任早々始めたヒアリングにおいて、「医局員の業務の中に、必ずしも医師がする必要のない、

他職種へのタスクシフト可能な業務が少なからず混在している」という意見が医局員全員からありました。それを聞き、私自身も業務を整理し、医師の業務量を軽減していく必要性をあらためて強く感じました。

ただ、医局員からコメディカルスタッフへタスク・シフティングをしていくその前に、コメディカルスタッフ自身の業務についてヒアリングを行い、それを踏まえて医局員が抱えているどの業務をどのようにシフトしていくか具体的に検討しなければなりません。

このため、糖尿病内科の運営に関わるすべての職種のスタッフに、時間をかけて話を聴き、業務の棚卸を行っていきました。

「業務の棚卸」は多くの企業で毎年当たり前のこととして行われている作業です。各部署で誰がどんな業務を担当し、作業負荷がどの程度生じているのかを客観的なデータで把握し、それをもとに具体的な改善を行ったりします。

参考までに、例えば糖尿病内科での「業務の棚卸」の一例を次のページでお示しします。

「糖尿病支援入院」の講師にコメディカルスタッフを組み込む

着任翌月から開始した「糖尿病支援入院」では、医師がすべて仕切るのではなく、可能な限りコメディカルスタッフにタスクシフトをしていこうと考えました。

表｜医師の業務の棚卸作業例（糖尿病内科）

業務区分					
No	大分類	No	中分類	No	小分類
1	糖尿病外来		再診外来		
			初診外来		
			フットケア外来		
			臨時対応		
			書類作成		
			病棟コンサルト対応		
			他科コンサルト対応		
2	一般内科外来		一般内科外来		
			他科コンサルト対応		
			内科ミーティング　出席		
3	病棟業務（主科）		糖尿病支援入院		
			糖尿病支援入院 カンファレンス		
			糖尿病患者（支援入院以外の通常入院）		
			糖尿病患者（緊急入院）		
			内分泌患者　通常入院		
			内分泌患者　緊急入院		
			その他の原因疾患での入院		
4	病棟業務（兼科、コンサルト）		他科入院糖尿病患者　血糖コントロール		
			他科入院糖尿病患者　当科初診問診		
			他科入院内分泌患者対応		
			他科入院内分泌患者　当科初診問診		
			書類作成		

その代表的な例が、入院中の患者さん向けの講義をコメディカルスタッフに担当してもらうことでした。例えば、看護師にはフットケア、薬剤師には薬物療法に関する講義、管理栄養士であれば集団栄養指導を受け持ってもらいます。

これによって、コメディカルスタッフが自分の専門性に対する自信を高めることもできますし、患者さんに対する主体性も高まっていくはずです。

もちろん当初は自信がなく、講義をためらうスタッフもいました。そんなコメディカルスタッフの準備に当たっては医学的視点を押さえた説明がきちんとできるように、医師が監修し、逐一チェックして、患者さんに間違った情報が伝わることがないように腐心しました。

こうやって医師と二人三脚で講義内容のレベルを高めていったことで、コメディカルスタッフも安心し、自信を持って講義に臨めるようになっていったのです。

手間暇をかけ納得できるようなレベルまで指導

医師の中にも「タスクシフトは難しい／できない」とおっしゃる先生方がいらっしゃいます。しかし、大切なのは「タスクシフト」することではなく、タスクシフトを行う「覚悟」を医師の側がきちんと持つことではないでしょうか。

コメディカルスタッフが医学的に糖尿病のことを知り、「糖尿病支援入院」の趣旨を踏まえた上で、医師が納得できるレベルまでもっていって患者さんに講義するには、医師が手間暇をかけ、覚悟を持って彼ら彼女らに教え切ることが大切であると、私は思っています。

こうすることで、糖尿病診療チームのコメディカルスタッフが一人、また一人とチームの一員として独り立ちしていきました。その〝成長〟した姿を見るのは、科長としてとても嬉しいものでしたし、心強くもありました。

そして、独り立ちし自信を持ったコメディカルスタッフには、当院での取り組みを地域の勉強会等で積極的に発表してもらいました。

「自分が静岡病院の代表として対外的な情報発信の一翼を担っている」という認識を持ってもらったことで、今まで以上に責任感を持って糖尿病診療に従事してくれるようになったと感じます。

さらに、糖尿病療養指導士の資格取得の動機づけになるなど、新たなスキルアップにつながっていくといった様々な相乗効果を得ることもできました。

専門性を向上させる糖尿病療養指導士取得の環境作りにも着手

糖尿病領域には、日本糖尿病療養指導士（https://www.cdej.gr.jp/）という資格があり、取得した看護師や薬剤師・管理栄養士等の方々が、全国の医療機関で糖尿病診療の中で大変活躍されています。この資格を取得したり、更新したりするためには、講習会への参加やレポート提出が必要となります。

そういったキャリアアップのための場を作りたいと考えた私は、療養指導士の試験の対策のために静岡病院内の会議室を使って、他院のコメディカルスタッフも一緒にみんなで勉強するなど、地域を挙げての資格取得のための環境を整えるように腐心しました（図2-1参照）。

このように「単なる医師からの負担転嫁」として、コメディカルにタスクシフトを行うのではなく、やりがい創出につながる形で業務を任せていくことは、本人にとっても、その病院にとっても非常に大切なのではないかと考えます。

図2-1｜タスクシフトで行ったことのまとめ

- ●支援入院の患者さん向けの講義を、看護師・管理栄養士・薬剤師にも行ってもらうようにした。
- ●外来・入院ともに、インスリン自己注射や自己血糖測定指導などの業務を、積極的に糖尿病療養指導士に行ってもらうようにした。
- ●各種書類の記入だけではなく、退院サマリー内のデータ入力や退院処方などの入力を、パートで雇った当科秘書（医療事務）に行ってもらい、本当に医師の記載やチェックが必要な箇所のみ、医局員が行うようにした。
- ●学会発表も糖尿病療養指導士に、症例集めやデータ管理を行ってもらい、実際に学会発表も行ってもらった。
- ●初診外来は、当日外来担当以外の医局員が担当することにした。
- ●頸動脈検査やABI検査を、検査技師さんに行ってもらうように非常勤の技師を採用した。

「縁の下の力持ち」が別の景色を教えてくれる

私が静岡病院で、「医師の働き方改革」のための様々な取り組みを行う時に強く意識していたことの一つが「縁の下の力持ちを軽んじず、重用する」でした。

私の言う「縁の下の力持ち」とは、医療事務や看護助手、一般事務職といった裏方で医療を支えてくれている数々の職種を指します。こういった方々とできる限りコミュニケーションを取り、普段から顔見知りになっておくこともかなり心がけました。もちろん「縁の下」で支えてくれている担当者からもらうフィードバックを「医師の働き方改革」にどんどん活かしていこうというねらいもありました。

加えて、医師からコメディカルスタッフへのタスクシフトをするためには、コメディカルスタッフから事務職等へのタスクシフトも積極的に行っていく必要がありました。このため、「縁の下」を支えてくれている人たちが普段どんな思いを持って働いているのか、そして、そもそもどんな状況になっているのかも知っておきたかったのです。

同じ事象についても、医師から見る景色と別の職種の担当者から見たものでは、まったく違うことが多々あります。同様に、患者さんの発言や態度も、医師に対するものと他のスタッフに対するものが、まったくといってよいほど異なることも珍しくありません。

糖尿病支援入院中の患者さんにおいても、私たち医師や管理栄養士には「退院後も間食は一切しません」と話していたとしても、病棟薬剤師には、ポロっと「夕食後のアイスクリームだけは止められないのよね」などと話したりすることはよくあります。

こういった情報を、入院中の「多職種合同カンファレンス」で共有することで、より現実的で具体的な指導を行っていくことが可能になります。

そういった意味でも、経営者や管理職が自分からでは見えない死角の部分を常に意識するということは、非常に大切なことであると考えます。

研修医を確保し、その力を活用する

初期研修医が注目し、選んでもらえるレクチャーに

私の着任時は、静岡病院のローテーションの仕組み上、初期研修医が糖尿病内科を選択しにくい状況にありました。加えて、そもそも静岡病院は、ドクターヘリの出動件数が国内でベス

ト3に入るほど多いため、「ドクターヘリに乗りたい」とか「第三次救急を経験したい」といった救急医療へのモチベーションが高い研修医が集まっており、救急医療では後方支援を担うことのほうが多い糖尿病内科のような診療科を希望する研修医自体が少なかったのが実状です。このため、研修医のラウンド人数は年間数名がやっとでした。

そこで、研修医獲得拡大に向け、医局員たちから出たアイデアが「『将来、役に立ちそうだから、ぜひ研修しておきたい』と思わせるような糖尿病内科のローテーションプログラムを作る」ことでした。

救急医療に関心が高い研修医は、その後、救急科や脳神経外科・循環器内科といった救急医療に直結する診療科に入局する傾向にあります。ただ、こういった診療科に入局した場合でも、救急外来で生活習慣病を持つ患者さんが運ばれて来たときには、必ず血糖コントロールを行わなければなりません。

したがって、救急性の要素が高い診療科への入局を希望する研修医にも共感してもらえるように、

① 血糖値が高い人が運ばれた際の初期段階での血糖管理の方法
② その後、糖尿病内科とどのように連携を取っていくべきか

などをイメージできるように、糖尿病についてのレクチャーをローテーション中に随所に組み入れることにしました。ある意味、糖尿病内科に入局してこないことを前提とした糖尿病のレクチャーとなります。

このレクチャーの詳細についても医局員たちからどんどんアイデアを出してもらい、そのアイデアをレクチャー内に積極的に組み入れていきました。

もちろん、最終的な責任は科長である私にあります。ですので、ここでも医局員たちが考えてくれた取り組みに対して、上司が覚悟と責任をしっかりと持てるのかがポイントになると、自分に言い聞かせていました。

定時で仕事を終えて、伊豆ならではのお店で食事会

昔から、医局員の歓送迎会や忘年会なども含めて、毎月1~2回は医局員みんなで飲みに行っていました。ただ、赴任当初は全員の仕事が終わる時間がかなり遅かったので、歓送迎会であっても、病院近くの遅くまでやっている大衆居酒屋に行くしかないようなこともたびたびありました。

それが、私が着任して2年ぐらい経つと、18時頃にはみんなで病院を出られるようになった

ので、病院からは少し離れている三島・沼津や修善寺に、医局員全員で飲みに行けるようにもなりました。この医局員全員での食事会に、研修医も必ず一緒に連れて行きました。

ご存知の通り、三島・沼津や修善寺は、おいしい海産物や農産物に恵まれています。ともに働く仲間たちと、伊豆という日本有数の観光スポットを楽しめることは、私たちにとって大きな活力になりました。

そして、この食事会は研修医から予想外の反響があったのです。彼らは他の診療科をラウンドしているときにはなかなか定時で帰宅できず、ましてや仕事が終わってから車で30分程度かかるところまで夕食に出かけていくなど、現実的に難しい状況でした。

一昔前のような製薬メーカーからの接待なども昨今は一切なく、ローテーションしている診療科の医師たちと飲みに行くことがあっても、遅い時間から、いつもと同じ近場の居酒屋に集合となることはやむを得ないことでした。

このため、多くの研修医は2年の研修期間ずっと、研修病院の周辺、それも徒歩圏内のお店でしかほとんど飲食していなかったのです。伊豆に来ても病院と宿舎の往復だけで、この地ならではのおいしいものなどを楽しむ機会がほとんどないのはやはり何とも寂しいものです。それで、「糖尿病内科をラウンドすれば、伊豆半島のおいしいお店に連れて行ってもらえるらしい」

という噂があっという間に研修医室で広まっていきました。それほどまでに楽しみにしてくれるというのは、私たちにとっては嬉しい誤算でもありました。

実際に飲み食い目当てで当科を選択したか否かは定かではありませんが（苦笑）、当科を選択する研修医はどんどん増えていき、最終的には年間12人を超える研修希望者が来てくれるようになり、毎月1名増員の環境を整えることができました。最近では、年間にもっと多くの数の研修医がラウンドしてくれているそうです。

研修医には、初診の患者さんや入院の患者さんの診察や問診を行ってもらい、アセスメントやプランも立ててもらいました。そして、必ず医局員からフィードバックを行うようにもしました。このフィードバックは研修医たちにも非常に好評でした。

こういった取り組みによって、結果的に医局員の初診患者対応に費やす業務量は格段に抑えられるようになり、業務効率は飛躍的に向上し、同時に、医局員全員の残業時間削減にも直結しました。しかも、初診外来の待ち時間も短縮され、患者さんたちの負担さえも減っていったのです。

今まで以上に地域の先生方からの紹介患者数が増えたのは、こういった初診患者さんの対応向上も寄与していると考えられます。

地域のプライマリケア領域を担う開業医の先生方との棲み分けを促進

「患者が戻ってこない」が紹介の足かせに

「糖尿病支援入院」のスタートに際して、医局員たちから様々なフィードバックをもらいながら、「働き方改革」を進めていくことの大切さをあらためて感じました。

加えて、「糖尿病支援入院」に患者さんをご紹介いただき活用してもらうためにも、プライマリケア領域の診療に励まれている地域の開業医の先生方へのヒアリングも進めていきました。ただ、他の医療機関の先生方ですから、まとまった時間を確保してもらうのは簡単ではありません。そもそもお会いできる機会すら多くはありません。

そこで私が活用したのが、医師会などでの勉強会です。時に、このような場で私たちが行っている糖尿病診療の現状や、治療方法についてプレゼンテーションすることもありました。

その際に開業医の先生方が、
①日々どのように患者さんと接し、
②糖尿病診療のどのようなことで困っておられるのか。そして、
③静岡病院に対してどのように感じておられているのか
などを、ここでも、コーチングの手法を大いに活用しながら、率直にお話いただけるよう傾聴に徹しました。

そしてここで得られたフィードバックをもとに、その後の施策をどんどん練っていきました。フィードバックの中には、「患者さんを紹介しても、その後、患者さんが自分のクリニックに帰ってこないので、正直、医療連携には前向きになれない」といったご意見も複数の先生方からいただきました。これは、静岡病院に限らずどこの地域の医療連携でも見られる課題だと思います。

開業医の先生方の立場としては、患者さんのその後の経過が気になるのはもちろんですし、経営者として自院の患者数が減ってしまうことを見過ごすわけにはいかないのも当然でしょう。そこで私たちは、まずは、自分たちから積極的に「逆紹介」することを進めることにしました。

安定している患者さんを開業医の先生方の元へ「逆紹介」

赴任した当初、血糖値が非常に安定していて、スタチンや降圧薬の処方だけで済む患者さんも少なからず通院されていました。こうした患者さんの中には、確かに過去には、血糖コントロールが不良でインスリン治療が必要であった方も多くいらっしゃいます。それが本人の努力もあり、インスリン治療を離脱され、現在は安定した状態になっているのです。

そこで、こういった症状の安定している患者さんには、地元の内科の開業医の先生方のところに積極的に戻っていただくように働きかけていきました。

他の医局員の外来の患者さんも含めて、赴任初年度に、結果的に150人程度の患者さんを地域の医療機関へ「逆紹介」し、地元に帰ってもらいました。

「逆紹介」を行うに当たり覚悟していたのは、多くの患者さんからの反発でした。そこで、該当する患者さんには「現在は血糖コントロールが安定しているので、地元のクリニックに戻ってもらいたいと考えています」と伝えた後、「ご存知の通り、この病院は日頃から救急要請を断らずに診療を行っています。ですので、何かあったらいつでも遠慮なく連絡してください」と続けました。すると、驚いたことにほとんどすべての患者さんが快く承諾してくださり、非常にスムーズに「逆紹介」を行うことができたのです。

これはひとえに、普段から救急搬送を断ることなく受け入れている救急外来に関係する診療科の先生・スタッフが築いてきた「何かあったら静岡病院はきちんと面倒を見てくれる」という信頼のおかげだと、今でも感謝しております。

この「逆紹介」が、後に地域の開業医の先生の信頼を得る大きな足がかりになるとは、その当時、まったく予想もしていませんでした。

地域の開業医の先生方に心理的安全性を実感してもらう

このように積極的に「逆紹介」を行うようになったことで、結果的に私たちは専門医の力を必要としている、例えばインスリン投与が必要な糖尿病患者さんへの治療に専念できるようになりました。

さらに、大きな副次的効果として、このように大々的に「逆紹介」を行ったことを、地域の開業医の先生方が非常に好意的に受け取ってくださったのです。

医師会の勉強会等でお会いすると、「そういえば、最近患者さんを2人も『逆紹介』してくださいましたね」と、声をかけてきてくださる先生もおられました。

このように、開業医の先生方に「あそこの糖尿病内科は、ちゃんと患者を返してくれる」という認識を持ってもらえたことが、結果として継続的な紹介状増加へとつながっていきました。

そのことは、診療科の収益にも如実に反映されており、ありがたいことに収益はいまだに右肩上がりを示しています（図2-2）。私たちの取り組みについては、昨年度の厚生労働省委託事業である『医療勤務環境改善マネジメントシステムに基づく医療機関の取組に対する支援の充実を図るための調査・研究報告書』（p362）で、先行事例としてご紹介いただいております。

これは、当診療科に「心理的安全性」を実感してもらえる近隣の開業医の先生方の輪が広がったからこそ、紹介患者数の増加や収益増といった〝目に見える〟形での結果につながっていったのだと考察しています。

そして、静岡病院の糖尿病内科が、拠点病院の専門医として診るべき患者さんを断ることなく受

図2-2 | 順天堂大学静岡病院糖尿病・内分泌内科売上高の推移

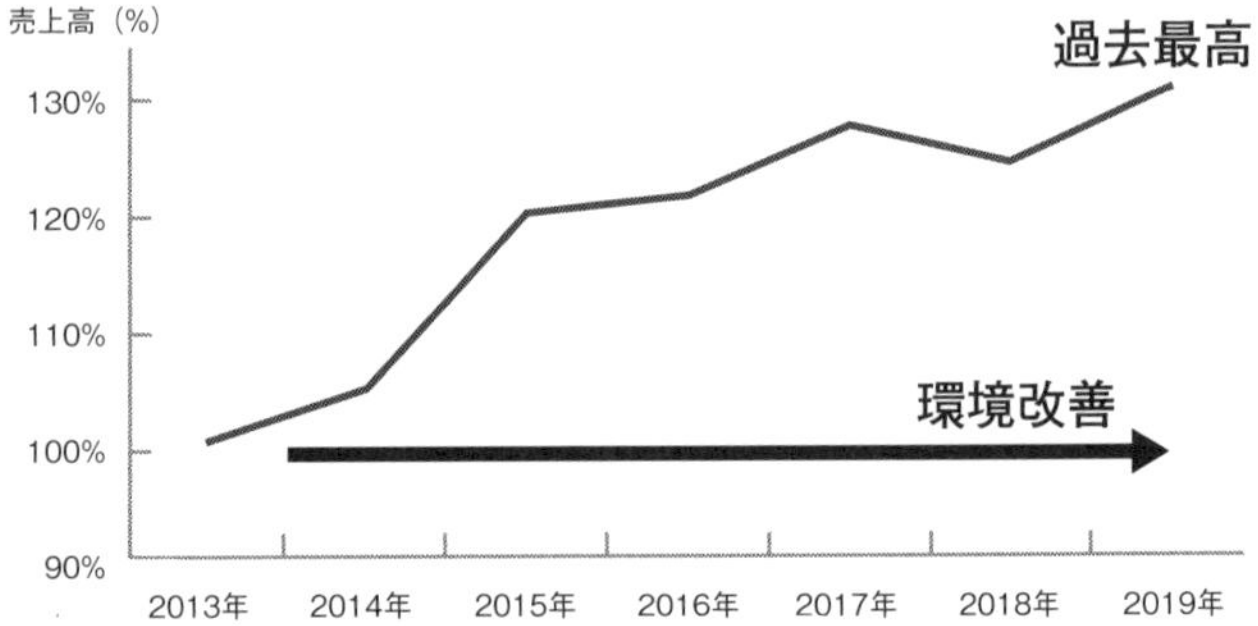

（出典：令和元年厚生労働省委託 医療勤務環境改善マネジメントシステムに基づく医療機関の取組に対する支援の充実を図るための調査・研究報告書 p362）

け入れて、状態が安定した患者さんは順次地元に戻ってもらう方針を明らかにし、スムーズな形で地域連携が実現したことで、伊豆半島全体での糖尿病診療の水準が底上げされたとも考えています。

さらに、私たち拠点病院の医師としては大変ありがたいことに、救急外来での診察が初診となる患者さんが減り、時間外勤務を減らすこともできたのです。

「医師の働き方改革」で、「ワークライフバランス」や「診療の質」が改善

診療体制が改善され、医局員たちの働き方が想像していた以上に大きく変化していったのは明らかでしたし、実際に医局員たちも実感として感じることができるようになりました。

SU薬を極力用いない治療方法を選択したことで、ねらい通り低血糖による救急搬送患者や兼科する患者数が減少し、時間外労働が削減されただけでなく、これにより、休日出勤も減り、仮に休日出勤したとしても、業務時間は大幅に減っていきました。

その結果、医局員たちは勤務中の空き時間を見つけて臨床研究や専門医試験の準備に充てる

ことができるようになりました。
そして、私が赴任して2年半が経った頃には、糖尿病内科の医局員は17時には帰宅できるようになっていたのです。若いパパさん医局員は、「子どもと一緒にお風呂に入れる時間帯に帰れるようになって本当によかった」と言っていました。
別の若い医局員からは、「週末を使って両親を伊豆観光に招き、以前、皆で訪れた沼津のお店で食事をしてきました」など、伊豆ライフを満喫している話を聞くこともできました。

それぞれのワークライフバランスの調整が図られ、医局員たちが仕事だけでない時間の使い方を選択できるようになっていったのです。これは、私自身ができるといいなと考えていたことですから、こういった話を医局員たちから耳にするたびに「医師の働き方改革」ができて本当によかったと実感することができました。

私が赴任した当初は、「送別会があるので、今日は21時から飲みに行こう」と声をかけても、仕事が終わらずなかなか時間通りにスタートできないこともたびたびありました。そんな当時のことを振り返ると、ここまで変わることができたんだなと、つい感慨深くなります。

「働き方改革」の成果で、医局員の一番行きたい派遣先に

糖尿病内科の「働き方改革」は労働時間の短縮以外にも、大きな成果を生み出しました。それが「医局員たちのマインドの変化」です。

前述した通り、静岡病院はもともと、私を含め多くの医局員が赴任をためらってしまうような派遣先でした。それが、3年目頃からは医局員全員が残業せずに17時に帰宅できるような「働きやすい環境」へと変身を遂げたことは、大学本院の糖尿病内科の医局全体にも伝わっていきました。

さらに、伊豆ライフを満喫できたり、平日でも小さな子どもと一緒にお風呂に入れるといったQOLの高さが評判になって、それまでとは一転、「新入局員たちにとって最も行きたい派遣先」となっていったのです。

フィードバックで院内のインシデント件数が減少

ワークライフバランスの変化のほかにも、「医師の働き方改革」の恩恵は「診療の質向上」という形でも成果を残しました。

日本のみならず世界の入院中のインシデントレポートを見ると、インスリン等の糖尿病治療薬に関連した低血糖によるトラブルは少なくありません。※当院でも、病院長や医療安全委員会

※日本糖尿病学会―糖尿病治療に関連した重症低血糖の調査委員会―糖尿病治療に関連した重症低血糖の調査委員会報告　http://www.fa.kyorin.co.jp/jds/uploads/60_826.pdf

からのフィードバックには「低血糖トラブルを減らすように」というものが含まれていました。

医療安全委員会と一緒に院内の調査を行ってみて、低血糖のトラブルの大きな要因として、各診療科のインスリンのスライディングスケールが多種多様であったことが影響していたことが分かってきました。複数のスライディングスケール伝票があることが、病棟の看護師さんたちが日々混乱する原因となり、実際にインシデントにつながることさえあったのです。

そこで、病院長から許可をもらって、糖尿病内科と看護部の主導で、全診療科のインスリンのスライディングスケールを全面的に見直すことにしました。

各診療科で伝統的に使用されてきたほとんどのスライディングスケールを廃止し、4パターンに限定。しかも、糖尿病内科以外の診療科が使用できるのは、そのうちの2パターンだけに限定したのです。

病院全体の業務に関わる抜本的な変更ですから、多くの診療科からクレームが来るのではないかと気を揉みましたが、フタを開けてみると、さほどのクレームもトラブルもなく、拍子抜けするほどあっさりと導入されていきました。

これも、病院長や医療安全委員会が「スライディングスケールを変更するから、しっかり遵守するように」という通達を出して周知徹底してくださったおかげだと感じています。トップが明確な指示を出すと、組織の中でスムーズに指示・伝達が進んでいくのです。

その後、明らかに院内での低血糖に関するインシデントは減り、病院全体でより安全性の高い治療が行えるようになったと感じています。

それまでは、糖尿病内科に関係のない低血糖トラブルでも、トラブルが発生すると私たち糖尿病医が病棟に呼ばれ、その対応に追われることがありました。そういった対応には、やはりある程度時間がかかる場合も少なくありません。このため、そもそも低血糖トラブルが起こらなくなれば、そういった対応に追われることもなくなり、時間的にも精神的にも非常に落ち着いて仕事ができるようになりました。

フィードバックにより、現実にそぐわない無駄な施策を省く

実際のところ、スライディングスケールの見直しは、多くの病棟で働く看護師がかねてから改善を望んでいました。このことも、ヒアリングを病院内で行ってみてあらためて分かったことです。このように、多くの医療関係者からフィードバックをもらったことで問題の重要度が明確化され、それを踏まえて改善策を立てたため、みんなが非常に協力的に対応してくれまし

た。

フィードバックを積極的にもらいにいくことで、問題点や目指す方向性が明確になっていきます。このため、「机上の空論」というべき、現実にそぐわずに企画倒れになるような実のない策を上層部から押し付けられるのではなく、現場のニーズに応えた施策を的確に打つことができるのです。

そして、現場のニーズに応えた施策を打つことを心がけることによって、あまり的外れなアクションを起こさずに済み、大事なポイントを押さえていくことができました。その結果として、2年半という期間で成果を出していくことができたのだと思います。

改善例を学会で発表、治療法の正しさを確信

赴任後3年目頃から、医局員全員、低血糖による患者さんの救急外来への搬送が明らかに減ってきたことが実感としてありました。そこで、本当にデータ的に正しいのかを検証するため、医局員に経年的な推移を調べてもらい、ちょうど静岡県内で開催予定だった日本糖尿病学会の東海地方会に向けて発表の準備も進めてもらいました。

結果として、確かに2型糖尿病患者の当院への低血糖搬送数が年々減少しており、2014

年には私たちの診療科のかかりつけの患者さんでは4人にまで減少していました。[※2] 予想を上回る成果に、私たち自身があらためて驚きました。

そして、この結果を静岡県内の糖尿病専門医の先生方が多く集まる地方会であえて発表することで、様々なご意見をいただきたいと思いました。正直、地元の先生方がほとんどであり、当院のことについてもよくご存知なので、ご批判も多いだろうと覚悟していました。

しかし発表後、多くの非常に好意的なご意見をいただけ、安心したのと同時に、私たちの治療方針への〝自信〟が〝確信〟に変わりました。こういった発表の場も地域医療連携を深めるきっかけづくりになっていたのではないかと、今振り返って感じます。

図2-3 当院救急外来における低血糖症例の検討
①2型糖尿病患者のかかりつけ医

		平成22年	平成23年	平成24年	平成25年	平成26年	合計
当院	糖尿病内科	11	17	11	10	4	53
	その他	2	6	1	0	1	10
他院		23	34	12	17	18	104
合計		36	57	24	27	23	167

低血糖症で受診する当院かかりつけの2型糖尿病患者は平成23年以降減少していた

（出典：片平雄大 他、日本糖尿病学会中部地方会(静岡) 2015）

※2 片平雄大、登坂祐佳、杉本大介、青山周平、飯田雅、佐藤文彦；日本糖尿病学会中部地方会(静岡)2015。

前述した通り、静岡病院において、ＳＵ薬の旧来的な投与方法に疑問を呈していた若手医局員たちの声を全面的にサポートし、ＳＵ薬を積極的に他の薬剤へ切り替えていきました。もちろん、エビデンスや個々の患者さんの状態も踏まえて最終判断は糖尿病内科の科長である私が行いました。

ただ、処方薬を変更すること自体は、特別な経費や大掛かりな設備投資等を必要とするものではありません。まずは、こういった日常の診療内で日々感じていることから始めていくことが大切であると考えます。

ここまでのわれわれの診療科での変化について図2-4にまとめてみました。

大切なのは、問題も解決策も現場の声を拾うこと

「医師の働き方改革」を私たちが可能にしていった原動力こそが、「現場の声を拾い上げ、それをもとに解決策を考えていく」ことでした。そして、「現場の声を拾い上げる」ために用いた手法こそがコーチングを用いたコミュニケーションでした。

実際に「現場の声を拾い上げる」作業を地道に行ってみると、医局員のみならず、各コメディカルスタッフたちは、問題点や課題を挙げてくれるだけでなく、同時にその解決策も数多く

図2-4 糖尿病内科の変化①

- 若い医局員全員の普段の帰宅時間が２１～23時から17時に変わった
- 週末の時間外勤務が大幅に減り、きちんと休めるようになった ⇒ 伊豆ライフが楽しめるようになった
- ただ、特に週間予定表の内容が変わった訳ではない⇒各業務の効率化が図れたと考えられる
- 入院中の当科へのコンサルティングについては、基本的に午前中にすべて診察を行うようにし、勤務時間内に対応できるようにした
- 専門医資格取得のために、必要な項目を各医局員からヒアリングし、その必要項目を満たせるように全面的にバックアップした（学会発表や、専門的な症例の担当など）
- 救急対応が減り、患者支援に対して、より多くの時間を割けるようになった
- 病床稼働率や、外来患者数、外来インスリン患者数、初診患者数が上昇した
- 臨床研究を行う時間が増え、海外での学会発表も含め、学会発表の頻度も増えた

糖尿病内科の変化②

- 病院内全体でインスリン指示票の種類を4種類のみに統一し、極めてシンプルにしたことで、インシデント数が激減した
- 低血糖を起こしにくい糖尿病薬に変更したことで、外来・入院ともに、２型糖尿病患者さんの低血糖トラブルが激減した
- 他科入院患者であっても、入院中に積極的にインスリン導入や糖尿病薬の変更を行い、患者教育も行い、血糖コントロールと糖尿病リテラシーを安定させて退院してもらった
- 血糖コントロール不良な方から徹底的に支援入院していただき、毎回の外来診療で時間がかかってしまうような患者さんが非常に少なくなった
- コメディカルスタッフの糖尿病療養指導士資格取得など、より専門的なレベルアップに向けた指導を行えるようになった
- 地域の糖尿病専門医の先生方や糖尿病療養指導士の方々との勉強会や交流が増えた
- 地域の開業医の先生方と、お互いの顔がわかる医療連携ができるようになった
- フィードバックを多方面から求めるようにしたことで、様々なコメディカルスタッフや事務職スタッフと円滑なコミュニケーションが取れるようになった

提案してくれました。
私はただ科長として自らの責任のもと、彼らが教えてくれた解決策や提案を徹底的にかつ忠実にみんなで実行できるように交通整理を行っていきました。そして、みんなで考えた解決策であったからこそ、打つ策打つ策がことごとく成功し、現場のみんなが働きやすい環境になっていったのだと、感じています。

つまり、医局員やコメディカルスタッフが挙げてくれた問題点や課題は、いわゆる経営者や部門長が会議の場のみで考えつくような「机上の空論」とは異なっています。現場で働く者が日々リアルに感じている課題ですので、いずれもが的確に核心をついているのです。加えて、「自分たちが提案したのだから、よくなるように頑張っていこう」という気持ちも込められることになり、より一層、施策がうまく運ぶようになります。

私自身も、当時は新米管理職だったからこそ、余計なプライドも持たず、みんなで和気あいあいと業務改善をしていきました。このことが、結果的には大きな成果につながっていったのかもしれません。
実は当時、私自身、自分を「よそ者、若者、馬鹿者」だと自分に言い聞かせ、謙虚にかつ、あまり今までの固定観念にとらわれ過ぎない気持ちでいるように心がけていました。伊豆長岡には、医学部生時代にポリクリで来て以来訪れる機会がなく、赴任当初は実際に職場に親しい人はほとんどいない完全な「よそ者」状態でした。そして、特に優秀でもない診療科長の「若者、馬鹿者」であったからこそ、今までの定石にこだわらず、医局運営をしてみようという思いを持っていました。

「医師の働き方改革」は地方の医療機関でも実現できる

コーチングを用いながら、糖尿病内科において医局員の労働環境改善に取り組み始めたのは、まだ「医師の働き方改革」という言葉もなかった2012年でした。

その2年半後には、残業がゼロになっていきましたから、そうした意味では、2024年度から厚生労働省が旗振り役となり医師の時間外労働条件規制いわゆる「医師の働き方改革」を施行する、ちょうど10年前に、医局員全員の協力を得つつ「医師の働き方改革」を実現させていったことになります。

そして、ここで築き上げた「医師の働き方改革」は私の退職後も継続されており、厚生労働省が管轄している「いきいき働く医療機関サポートweb（いきサポ）」のなかで医療機関の勤務環境改善の「取組事例」としても紹介していただいております。

https://iryou-kinmukankyou.mhlw.go.jp/casestudy/issue-detail?issue-id＝208

「働き方改革」の手法はたくさんあり、私のやり方が〝絶対〟というわけではもちろんありません。ただ、多くの方が「実現は難しい」と考えるような地方の医療機関においても「医師の働き方改革」は実現し得るのだと、皆さんに思っていただければと考えています。

多くの医療スタッフと一緒になって力を合わせていけば、「みんなが赴任したがる」「みんなが定時で帰れる」なおかつ「収益も高まる」診療科や医療機関へと変貌することができる。そして、その好循環は継続していくことも可能なのです。

現在、多くの医療機関が新型コロナウイルス感染症の影響下において、大変な思いをされていると思いますが、それでも、「医師の働き方改革」を実行していけば、これからも、日本が誇る「患者が安心して利用できる医療システム」を保持していくことは十分に可能であると考えます。

成功のカギは「他人の評価」を得ること

30人フィードバックを敢行したことによって、医療現場で働く医療者の方々の声を幅広く、しっかりと拾い上げていくことができ、「医師の働き方改革」についての施策のピントが外れることなく、ほぼ百発百中で改善へと向かうことができました。

今振り返ってみると、「評価をするのは常に『他人』である」ことを意識していたことが、静岡病院での「働き方改革」で成果を収められた最大の要因だったと分析しています。

他人から評価されることは、本当に大変で、内容によっては心が折れそうになることもあります。ただ、こういったアクションを実際に起こしてみることで、自分では想定していなかった、意外で非常に有益な発見もたくさん得ることができます。

新型コロナウイルス感染症で、日本の医療現場の状況も大きく様変わりしました。そして、今後、医療機関として大きく変化させなければならないことも、いろいろと明らかになってきています。こういった激動の時代だからこそ、怖がってばかりおらずに、ぜひ、勇気を出して「多くの他者からのフィードバック」をもらい、これからの時代に即した医療機関への大改革を前向きに進めていっていただけるとよいのではないでしょうか。

第3章

あらゆる地域のあらゆる病院で「医師の働き方改革」を進めていくために

① なぜ「医師の働き方改革」を行うのか

2024年4月から、残業時間は年間960時間以内に

2019年に企業に向けて施行された「働き方改革関連法」が、2024年4月にはいよいよ医療機関にも適用されます。

これまで「青天井」とされてきた医師の残業時間に対し、これを機に基本的に「年間960時間まで」と明確な規定が設けられることになるのです。

ただ、例外もあります。その背景には、およそ4割に当たる約8万人の医師は年間残業時間が960時間の水準を上回っているという厚生労働省が発表した衝撃的なデータの存在があります（図3-1）。

さらに驚くことに、1割にあたる約2万人の医師の年間残業時間が1900時間を超えているのです。しかも、このデータは新型コロナウイルス感染症の影響以前のもので、現在その渦

図3-1 2024年4月とその後に向けた改革のイメージ(案)

□ 2024.4以降、暫定特例水準を超える時間外労働の医師は存在してはならないこととなり、暫定特例水準対象の医師についても、時間外労働が年960時間以内となるよう労働時間短縮に取り組んでいく。

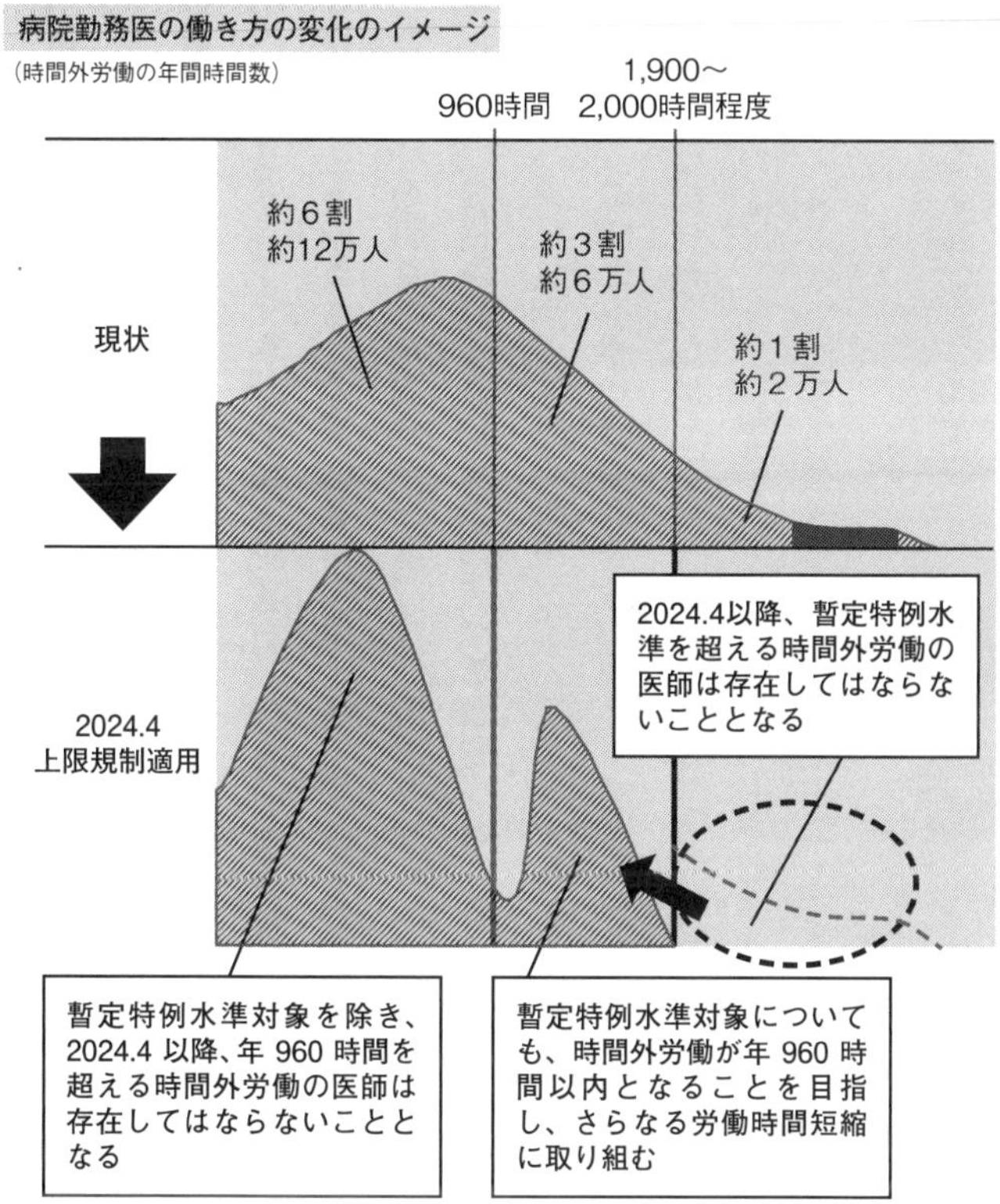
病院勤務医の働き方の変化のイメージ
(時間外労働の年間時間数)
960時間
1,900〜
2,000時間程度
約6割
約12万人
約3割
約6万人
約1割
約2万人
現状
2024.4
上限規制適用
2024.4以降、暫定特例水準を超える時間外労働の医師は存在してはならないこととなる
暫定特例水準対象を除き、2024.4 以降、年 960 時間を超える時間外労働の医師は存在してはならないこととなる
暫定特例水準対象についても、時間外労働が年 960 時間以内となることを目指し、さらなる労働時間短縮に取り組む

(出典:第16回 医師の働き方改革に関する検討会資料『時間外労働規制のあり方について③』P5)

中で働かれている医療者を考慮すれば、現状ではさらに多くの医師がこれ以上の残業を余儀なくされ過酷な状況にあることが推測されます。

私もそうですが、こういった医師の時間外労働時間が明らかになったことで、あらためて医師の職場環境の過酷さを再認識された方も多いのではないでしょうか。

残業時間は診療科によって異なり、常に高い水準にある代表格は、第三次救急医療機関に勤務する救急科・外科系・内科系の医師たちだと考えられます。

これらの診療科のような救急対応に昼夜問わず従事していることの多い医師や研修医に関しては、国もこの制限をすぐに適用するのは困難であると考えています。

このため、年間960時間以上の時間外勤務の必要性があると判断された特定の医師に関しては、各医療機関から都道府県に申請し、「地域医療確保暫定特例水準」(B水準)または「集中的技能向上水準」(C水準)に認められれば、例外的に「年間1860時間まで残業してもよい」ことが「暫定的に」認められることになります(図3-2)。

医師同士の中でもある、世代間のギャップ

現在、多くの病院の経営層や診療科の責任者は、昭和生まれの方々だと思います。そんな昭

図3-2　医師の時間外労働規制について

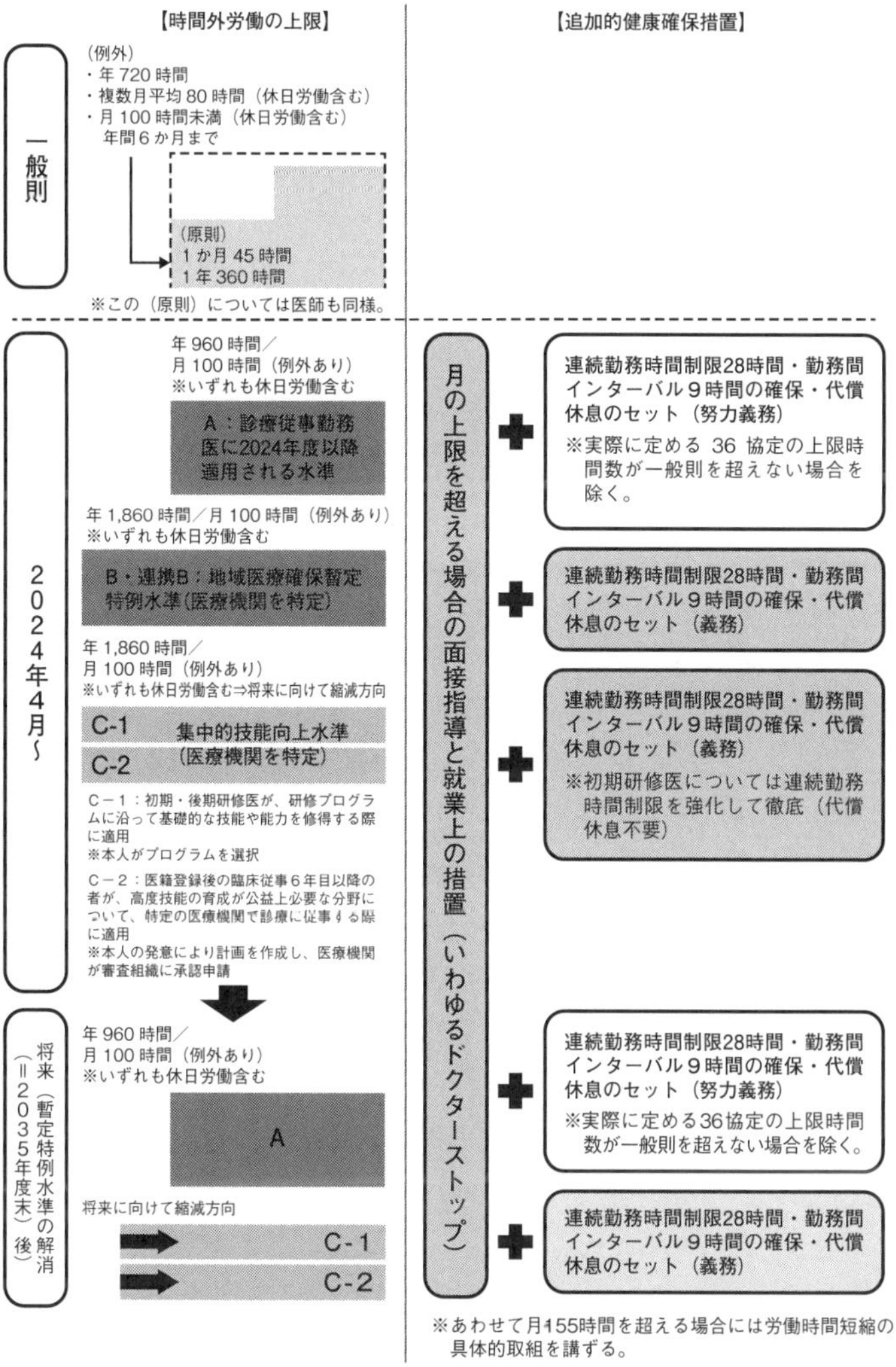

（出典：厚生労働省　医師の働き方改革に関する検討会　最終報告書　参考資料　P36）

和生まれの先生方の中には、「自分たちは厳しい状況に耐えて一人前になった。医師たるもの、過酷な環境で鍛えられて成長していくものだ」と考えておられる方も多いことでしょう。そして、一人前の医師になるためにはある程度の厳しい環境が必要なのにもかかわらず、「医師の働き方改革」に向けて労働環境を変えなければならないという点において、大きな矛盾を感じておられる方も多いかもしれません。

20年前の話ですが、私自身も1年目の研修医だった頃、シニアレジデントから「患者診察後、次の診察まで24時間以上空けるな」と強く指導されていました。その言葉に感化され、結局年間360日以上病院に出勤したことを今でも覚えています。ほとんどの研修医が同じような生活を送っていたため、今でも同期が集まると当時のことを懐かしく語ったりします。

実際に、60～70歳代の経営者・幹部クラスの人たちは、今でも40～50歳代の部下に対しては上意下達な物言いですし、それを受け40～50歳代の部下たちが「はい、分かりました」と二つ返事で指示を受ける姿はまだまだごく普通に見受けられます。そういった意味では、これまでの昭和的な世代間の関係は「〝上司〟の意見が絶対の世代」であったといえるのではないでしょうか。

ただ、時代は大きく変わってきています。今の若手医師の多くは、前記のような体育会系の労働をよしとはしてくれません。

身を粉にして働くことが美学とされた昭和のような時代とは異なり、今の若手医師やコメディカルスタッフの多くは、仕事以外にも成し遂げたい夢やビジョン、家族といった大切なものを持って人生を送っているものです。

研修医や若い看護師などは、高校時代の同級生など、他業種で働く同世代の人たちと、自分たちの職場に関すること、将来に関することなど様々な情報交換を日常的に行っています。『医療従事者は人の命を扱う』のだから厳しい労働環境に置かれても耐えるべき」という、一昔前の病院経営者や管理職の「べき論」は全く通用しなくなってきているのです。

ご存知の通り、昭和の高度経済成長期の時代は、「上意下達」の組織構造の中で、上の者がぐいぐい引っ張っていき、部下はその意向に付き従う、そんな時代でした。

一方、平成といえば「ゆとり世代」が一つの時代を象徴するキーワードです。この世代の人たちは、一般的に仕事よりもプライベートを重視し、非常にナイーブで挫折から立ち直るのも不得手といわれてきました。

私も産業医として、毎月の安全衛生委員会に出席したり、若い人たちのメンタル不調者との面談などを行い、多くの企業における、最近の職場内の状況を目にしています。すると、実際に「ゆとり世代」が社会人としてデビューしてきたことにより、上司たちは、様々な「ハラスメント」の加害者にならぬよう、細心の注意を払いつつ日々彼らとコンタクトを取っているようになっており、今までとはかなり異なったコミュニケーション・アプローチを余儀なくされています。最近では多くの管理職が20〜30歳代の部下たちに対し、自らの真意を気持ちよく受け取ってもらい、きちんと彼らに実行してもらえるよう、丁寧に会社の意向を伝えることを心がけるようになっています。

このように「ゆとり世代」以降の時代とは、「上司が〝部下〟に気を遣う時代」なのです。

若手医師も中堅医師も病院を辞めてしまう理由

多くの医療従事者が、新型コロナウイルス感染症の最前線で、連日、懸命に働いてくれているのは、ご存知の通りです。

自らの感染と隣り合わせのリスクの中で診療に当たっている医師・看護師の方たちは、若い世代が中心です。小さなお子さんのいる年代でもあり、「家族を感染させるわけにはいかない」

と、自宅に帰らずに病院やビジネスホテルに寝泊まりするといったことも、現実にたびたび起こっています。ニュースなどでそういった過酷な状況を目にした方も多いと思います。

新型コロナウイルス感染症で患者を受け入れた病院の職員の中には、「家に帰れず、家族にも会えない。こんな辛い思いは二度としたくない」と思ってしまう職員もおられるかもしれません。そういった思いを、以前のように「医療従事者なら我慢しろ」と言うことなく、どのように折り合いをつけていくかが問われる時代になってきていると思います。

さらに、コロナ禍は病院経営の逼迫という深刻な問題も生み出しており、感染症の最前線で診療に当たっている若手医療者たちのボーナスカット等といった金銭的な問題も発生しています。政府の給付金制度等もありますが、命がけで懸命に働いて、しかも平時以上に残業時間等が多いにもかかわらず、給与面でも裏切られた気持ちを抱くようになれば、本当にこれからもずっと最前線の臨床現場で働き続けてもらえるのでしょうか。これは、医療者だけでなく、国民みんなで考えていくべき問題でもあります。

全国各地の医療機関はコロナ前から空前の人手不足で、医師の争奪戦を繰り広げている状況でした。この背景にあるのは、〝ハード〟な病院勤務に見切りをつけ、開業する医師の増加です。私が大学医局を離れ、独立したのも40代ですが、今までも病院勤務の医師が病院を辞め、開業に踏み切るのは中堅クラスの40歳前後が多かったように思います。しかし、近年では30歳代前半の若い医師までもがぞくぞくと開業したり、中には起業したりもしています。20・30代の働き盛りの医師までもが病院を去るようなことになれば、日本は、取り返しのつかないほどの深刻な医療崩壊へ突入していってしまいます。

医療機関だけがこのまま、昭和の時代のような「24時間戦えますか」的な働き方を続けていけば、穿った目で見ると、若い人たちから敬遠される職場になり、それによってそもそも医学部を目指す優秀な若者が減ってしまう可能性すらあり、これからの日本の医療に強い負の影響をもたらしかねないことさえも危惧されるのではないでしょうか。

コロナを経験したことにより、あらためて「優秀な医療者たちに働き続けてもらいたい」と願う経営層や管理職の方々は、離職者を減らし、定着率を維持・アップさせる必要性を感じているでしょう。そして、それを実行していくタイミングは、今このコロナ禍の時期であるといえると、私は考えます。

先ほど、「〝上司〟の意見が絶対の世代」と「上司が〝部下〟に気を遣う世代」というお話をさせていただきました。それでは日本の中で、これらの狭間となっている世代とは、実際にどの世代なのでしょうか。

それは、現在50歳前後の世代ではないかと考えられます。私もまさしくこの世代なのですが、このちょうど50歳前後の世代の行動パターンを私なりに分析してみると、10代（中学生・高校生）の頃からずっと「上からは上意下達で指示を受け」「下には細心の注意を払った物言いをする」という、両方を使い分けて世の中を渡ってきました。

つまり、この50歳前後の世代は長年、日本社会の〝中間管理職〟的立場を担ってきたのです。

そして、医療機関で今何が起きているかといえば、この50歳前後の「〝生涯〟中間管理職世代」が、年齢的にも実際の中間管理職世代となり、これまで以上に世代間の板挟みにあった状況が続いています。

このような状態の中で、体力的にも残業がきつくなり、子育てといった家庭内のことも考慮した時に、やむを得ず病院を辞め、次々と自らクリニックを開業したり、もしくは病院以外のクリニック等で働くことを選択していく。そういった医師が、私を含め同世代には非常に増えてきています。

さらに、この世代が病院を辞めるということが、その病院やその診療科のレベルが大きく下がることに直結することも少なくありません。

一方で、若い頃は馬車馬のようにひたすら働き続けていたわれわれ40～50歳代と異なり、20～30歳代のゆとり世代を中心にした若年層は、単純な「上意下達」には納得してくれません。「目的をきちんと説明されて、納得したことを丁寧にこなす」が、「上司が言ったことをただ漫然と二つ返事で受けることのない」世代には、理不尽な指示・命令は受け入れられないので、ただ単純に「上意下達」の職場環境では働いてくれないのです。

また最近は、昭和の時代に比べると、医師も共働きの家庭が多くなってきたと思われます。以前は、医師同士の結婚であっても、子どもの小さい頃は専業主婦に徹する女性医師も多かったですが、最近は保育園に預けながら、ある程度子どもの小さいうちから復職することも増えてきています。このため、どうしてもどちらかの親が保育園等にお迎えに行かなくてはならず、働き盛りの世代の医師たちが、以前のように連日深夜まで病院で働くということが難しくなっていることも、時代背景として感じられます。

加えて昨今は、「自分の思う通りにやってみたい」と、早々に病院勤務を辞め、開業したり、医療関連ベンチャーの起業に踏み切る若い医師たちも年々増えてきているのも事実です。

大手企業はすでに変化している

大企業を筆頭に多くの企業においては、すでに2019年から始まった「働き方改革関連法」によって、驚くようなスピードで従業員の残業時間を減少させています。私自身、産業医として様々な企業の衛生委員会に出席したり、産業医同士の勉強会などでディスカッションする中で、実に多くの企業がここ数年ではっきりとした成果を出しているのには驚くほどで、時代の劇的な変化を強く肌で感じています。

「残業時間は年間360時間以内にとどめる」「45時間以上残業した月が年間7回を超えないようにする」といった「働き方改革」の基準は、「24時間戦えますか」がサラリーマンの応援歌となっていた一世代前の日本では、全く想像もつかないことだったのではないでしょうか。

また、近年、経済産業省が従業員の健康管理に注力する企業を「健康経営銘柄」や「健康経営優良法人」として選定し、公表しています。※ そして、大手企業から中小企業まで、あらゆる企業がこれらの「健康経営」を目指すようになってきています。

これらに象徴されるように、令和の時代は従業員の健康に配慮し「働きやすい環境を整えてくれている」会社が注目されて、「今から伸びていく会社」として求職者が集まっているよう

※meti.go.jp/policy/mono_info_service/healthcare/kenko_meigara.html

に感じます。昭和の時代のような、安定感を求めて大会社にばかり人が集まった時代とは、隔世の感があります。

しかも、どこが働きやすい環境を整えている会社か、逆にどこがそうでない会社かは、就職活動中の学生だけではなく、その親御さんたちも熱心に注目しています。

そして昨今、新型コロナウイルス感染症の影響もあり、在宅勤務が一挙に日本でも浸透してきました。通勤ラッシュさえも無縁となり、家族との時間も増やせると、労働環境改善の一環として受け止められている向きもあります。そのため一般企業では、在宅勤務に合った労働環境整備や就業規則変更も急速に進んでいます。

われわれ産業医から見ても、一般企業における「健康経営」に関する会社特徴を前面に打ち出すアピール合戦は年々盛り上がってきており、クオリティも高くなっているように感じます。具体的には、残業・喫煙・メタボ対策など、健康増進に関する様々な取り組みが熱心に行われ、どの企業も健康志向の度合いが年々かなり高まってきており、今や過重労働対策も、禁煙対策と同じくらいに成果を上げている企業のほうが多くなってきています。

このように働く人たちの健康を考え、労働環境を整えていくために経営者が尽力することは、医学界にとっても「対岸の火事」ではありません。

実際に、日本医師会自身も健康経営を推進しており、２０２０年の「健康経営優良法人」を取得しています（http://www.med.or.jp/people/info/people_info/009613.html）。

そして、医療機関においても、すでにホワイト５００等を率先して取得している医療法人等が着実に増えつつあります。

若手の医療者たちはコミュニケーションに強い関心がある

私は今でもチューバという金管楽器を吹いています。この楽器はご存知ない方も多いかもしれないくらい、かなりマイナーな、しかも持ち運びにいつも難渋する大きくて重い楽器なので、医学生や医師で演奏経験のある人は滅多にいません。ましてや、このマニアックな楽器を個人で所有している医師は本当に珍しいのが実情です。

ただ、あまりにもマイナーな楽器であるがために、現役生にチューバ奏者がいないことも多く、順天堂交響楽団という母校のオーケストラ部の演奏会に、ＯＢであるにもかかわらず、長年ちょこちょこと呼ばれては一緒に出演させてもらうという、ありがたい機会を得ることができています。

そうすると、毎回練習に行くたびに、自然と現役の医学生や看護学生たちと話す機会もできます。近年、そうやって彼らと話していて強く感じることは、医学生にしても研修医にしても、若い人たちほど、コミュニケーションスキルについて大変興味を持っている人が多いということです。

医学生や若い医療者の発言を聞いていて感じることは、「コーチングやコミュニケーションスキルといったものは、〝病院経営者〟や〝管理職レベル〟の医師であれば、マネジメントの一環として部下の心を掌握するために当然〝学んでいる〟し、普段から〝上手に使いこなしている〟ものだ」と信じて疑っていないことです。

おそらく、若い世代の人たちは子どもの頃から何かしらの「コミュニケーションスキル」を学び、触れる機会が多かったのではないでしょうか。

一方で、昭和の時代に育ったわれわれ40歳代後半以降の世代の医療者にとって、そのようなスキルを学んだり、習得する機会はほぼ皆無でした。

こういった〝コミュニケーションへの関心度合い〟の「すれ違い」が、現在、世代間ギャップとして浮き彫りにされ、医療機関での雇用の問題にまで発展していっているのです。

確かに、大手企業などでは、管理職以上のポジションに就くと、コーチングやチームビルディングなどのコミュニケーションスキルを学ぶ研修が、毎年当たり前のように行われています。逆に、コミュニケーションスキルを備えていない上司は、あっという間に若い人たちからそっぽを向かれ、あっさり部下が退職していったり、時には「パワハラ」などと訴えられることさえあるかもしれません。近年、企業ではそういったことが起こらないように、かなり神経を配りながら、ハラスメント防止対策に重きを置いたマネジメント研修等を熱心に実施しているところが増えてきています。

千葉大学の横尾英孝先生に教えていただいたのですが、こういった状況を鑑みて、厚生労働省の分科会においても、臨床研修に関わる指導医講習会のさらなる質の向上を図るために「指導医が身につけるべき指導方法及び内容の例」として、「コーチング」や「フィードバック技法」といったコミュニケーションスキルについて明記しています（図3-3）。

「すでに指導医は普段の院内業務の中で『コーチング』といったコミュニケーションスキルを使いこなしていないといけない立場に立たされており、ましてや『コーチング』なんて知らな

図3-3 医道審議会医師分科会医師臨床研修部会 報告書

指導医講習会 開催指針の改正

「医師の臨床研修に係る指導医講習会の開催指針について」(平成26年12月10日一部改正 医政局長通知)
指導医講習会のさらなる質の向上を図るため、開催指針を一部改正し、平成27年度から適用

指導医講習会におけるテーマ

次に掲げる項目のいくつかがテーマとして含まれていること。

①新たな医師臨床研修制度
②プライマリ・ケアの基本的診療能力

⑩研修プログラムの立案（研修目標、研修方略及び研修評価の実施計画の作成）

③医療の社会性
④患者と医師との関係
⑤医療面接
⑦医療安全管理
⑧地域保健・医療
⑨指導医の在り方

⑥根拠に基づいた医療（EBM）

⑪研修医、指導医及び研修プログラムの評価
⑫その他臨床研修に必要な事項

➡

次の①～④に掲げる項目について必ず含むこととし、必要に応じ、⑤及び⑥に掲げる項目を加えること。

①医師臨床研修制度の理念と概要（プライマリ・ケアの基本的診療能力を身につけることの重要性を含む）
②医師臨床研修の到達目標と修了基準
③研修プログラムの立案（研修目標、研修方略及び研修評価の実施計画の作成）

（テーマの例）
医療の社会性　患者と医師との関係　医療面接
医療安全管理　院内感染対策
救急医療（頻度の高い救急疾患の初期治療等）
地域医療（地域の特性に即した医療や病診連携等）
地域保健（保健所等の役割や健康増進への理解等）
多職種協働（チーム医療）

④指導医の在り方
（指導医が身につけるべき指導方法及び内容の例）
フィードバック技法　コーチング　メンタリング
メンタルケア　プロフェッショナリズム
根拠に基づいた医療（Evidence-based Medicine：EBM）
キャリアパス支援 出産育児等の支援体制

⑤指導医及び研修プログラムの評価
⑥その他臨床研修に必要な項目

厚生労働省HP 2018年3月30日
https://www.mhlw.go.jp/file/05-Shingikai-10803000-Iseikyoku-Ijika/0000209702.pdf　P29

いとは決していえない状況になってしまっている」ということを、しっかり自覚しておく必要があります。

コミュニケーション向上は医療の質も上げてくれる

ご存知の通り、研修医や若い医師・看護師などは、SNSを多用し若い人同士での情報交換を盛んに行っています。今の時代は、それまででは知り得なかったような病院内だけのオフレコ情報であっても、あるきっかけでSNSにアップされ、一瞬で世の中の周知の事実になってしまうことも、十分に考えられるのです。

上意下達であった昭和の時代とは大きく異なり、令和の時代は、若手が本当のところどんなことを考えているか、不満や希望等を含め幅広く本音を語ってもらうようにすることが、病院運営の根幹をなすといっても過言ではありません。

ですから、若手と普段からしっかりとコミュニケーションを取り続けることが、非常に重要な時代になってきていると明確に認識しておく必要があります。

病院経営者や幹部クラスの医師たちがこぞってコミュニケーションスキルを学び、きちんと若年層の医師やコメディカルスタッフの話を聴いて、それを反映する風通しのいい環境を作っていければ、思っている以上に臨床現場の雰囲気を変えることが可能です。

その「風通しのいい雰囲気」は患者さんや地域の住民の方々などにも、確実に伝わっていくことでしょう。職場の雰囲気がよくなり、貴重な医師・スタッフ・職員が退職しようと思わなくなれば、その病院の医療レベルを維持・向上させることにもつながっていきます。

そして、退職者が少なくなれば、中途採用などにかかる経費も格段に抑えることができるようになり、病院運営もますます良好になるでしょう。

実際に、第1章でもご紹介した通り、「医師の働き方改革」に取り組み始めている医療機関では、離職者が減ったり、インシデントが減ったりと、すでに成果が出始めているのです。

病院経営者が率先してコーチングなどのコミュニケーションスキルを取り入れていくことの効果は絶大だと、今回のインタビューを実際に行ってみて、あらためて強く感じます。

コミュニケーションには組織を変えていく大きな力があります。「医師の働き方改革」に関して、単に国の方針に従うために仕方なく形だけの業務改善計画を作るのではなく、これを機に、積極的に職場定着率の向上や、さらには地域医療の活性化につなげていってはいかがでしょうか。みんなが前向きになれるような多くのメリットが含まれている取り組みを、ぜひ、今のうちから各医療経営者の方々が明確にビジョンとして示していただければと思います。

「医師の働き方改革」には3年かかる!

現段階において、「医師の働き方改革」にきちんと取り組めている医療機関は多くないようです。ですから、今まで何もしていなくて、これから本格的に準備を始めるという段階にあっても全く遅くありません。

ただ、第1章でのインタビューにおいて、どの病院長の先生も、業務改善や組織改革が実感できるようになるまでに3年程度の時間がかかると話しておられました。

私も静岡病院で残業削減が実感できるようになったのが3年目でしたので、「医師の働き方改革」関連の取り組みを始めて効果が実感できるまでには3年くらいの時間を要するということも念頭に置いている必要があると実感しています。したがって、2024年春のことを考えると、各医療機関の経営者の方々には、迷っている時間はあまり残されていません。今すぐ、いろいろな情報をかき集めて、ご自身の医療機関に合った取り組みを推し進めていく必要があります。

後手後手に回った時に、最も危惧されるのは、優秀な人材がすでに周りの病院で囲い込まれてしまうということです。そういったことが決してないように、先手必勝でこれからの時代に見合った医療機関の運営方針を立てていく必要があります。しかも、スピード感を持って行うことが大切となります。

図3-4｜医療機関における医師の労働時間の短縮に向けて（ロードマップ）

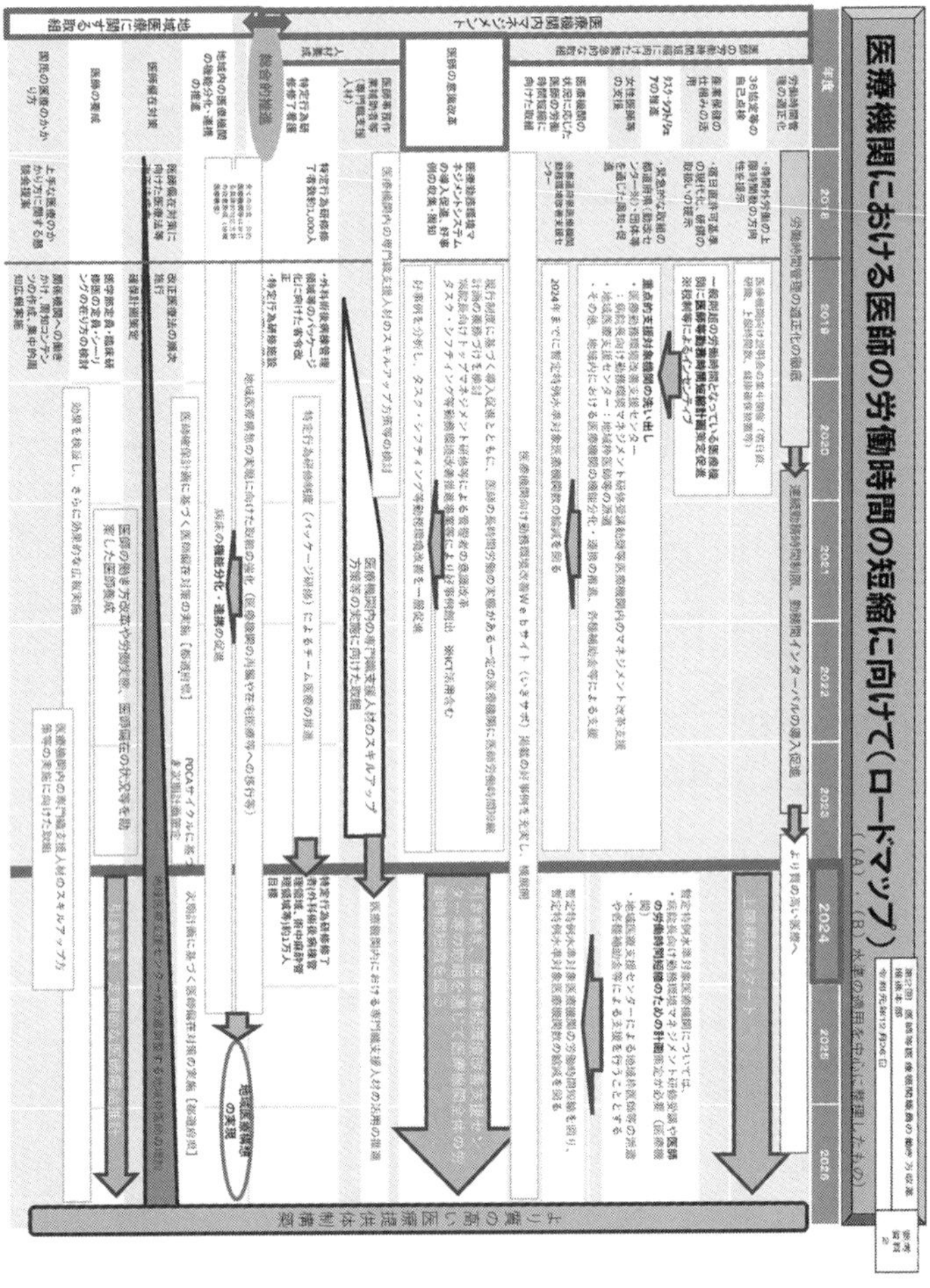

（出典：厚生労働省　第16回医師の働き方改革に関する検討会資料）

厚生労働省は（図3-4）のようなロードマップを作成し、医療機関へ「医師の働き方改革」に向けての取り組みを全国に向けて呼びかけ始めています。このロードマップを見ても、実際には3年以上の時間を利用して「医師の働き方改革」を行うようになっています。

しかも、いまだにあまり知られていないのが、厚生労働省が準備している助成金についてです。様々な取り組みに対しての助成金が用意されており、こういったお金も有効に活用して、自分たちの病院の業務改善や「働き方改革」をぜひ推し進めていっていただければと思います。

②　どのように「働き方改革」を行っていくのか

ヒアリング調査で第三者の視点を活用する

「現場の思い」や「それぞれの臨床現場で働く医療スタッフたちの本質的な要望」を把握していくことは「医師の働き方改革」の実践に欠くことができません。

そのとき活躍するのが、1on1をはじめとした、相手の本音を聞き出すコミュニケーション方法です。

静岡病院の糖尿病内科では、私がコーチングを学んでいたこともあり、様々な現場のいろいろな職種の担当者から私が直接話を聞きました。

私が着任早々に着手したヒアリング調査は、コーチングにおける「360度フィードバック」を念頭に置いた手法を用いました。「360度フィードバック」は、熟練したプロコーチが組織とは独立した第三者の立場として、対象組織の様々なステークホルダーにヒアリングを行うものです。評価項目等を定めたアンケート用紙にステークホルダーが各自記載していくといった方法が用いられることもあります。

ただ、当時の私の場合は、自腹でお金を出して個人的にコーチングを始めたばかりでしたので、残念ながらこの「360度フィードバック」を行うほどの金銭的余裕も、病院内での支援体制も整っていない状況でした。

まずは現状をきちんと把握できないと、その後の「働き方改革」の方針のピントがどんどん外れていってしまいます。

プロコーチからの宿題などもきっかけとなり、ここは思い切って、自ら各ステークホルダーの先生方に、糖尿病内科に対して「どのようなことで困っているか」「どのようにしてほしいと思っておられるのか」や、糖尿病チームのコメディカルスタッフに「どんなことをやれたらよいと思うか」「残業を減らすためどんなことが必要か」など、積極的にフィードバックをもらいに行きました。

このため当然ながら、本人を前にして「困っている」正直な気持ちは話しづらい可能性もありますし、客観的な中立性が保ちにくくなります。逆に素直に話してくれるとなると、科長として権限を持っている私への苦情や苦言になる可能性も考えられます。

したがって、基本的には「360度フィードバック」といったヒアリング調査を行うに当たっては、プロフェッショナル・コーチなどにお願いするのが一般的です。

実際に第1章でご紹介したように、国内のいくつかの病院では、ヒアリングをプロフェッショナル・コーチにお願いするアプローチを行っており、多職種連携やインシデントの減少、離職率の低下など、目覚ましい成果を収め始めています。

「医師の働き方改革」を始めるに当たって、医師やコメディカルスタッフへのヒアリング調査を、専門性を備えた第三者が行うことで、病院で働く職員たちが気づいていなかったり、拾い切れていない、様々な現場の意見を知る絶好の機会になる可能性があります。しかも、それをレポートとしてまとめてもらえれば、自院が着手すべき「医師の働き方改革」の課題がクリアになり、現場のニーズを網羅したピンポイントの対策を講ずることができるはずです。

離職傾向を数値化し、持続的成長を目指す

「医師の働き方改革」は、医療者だけでは解決できない領域も多分に含まれてきています。ご自身の医療機関の特性も踏まえて、お付き合いのある社会保険労務士やコンサルタントと連携をしたり、コーチングやチームビルディングの研修を専門機関に依頼したりして、院内の労働環境の課題を専門家とともに抽出し、アドバイスを受けながら解決していくことも非常に有効な手段になると思います。

医療以外の分野については、その分野の専門家にアウトソーシングしていくことも、病院経営においてはある程度必要となってきているのではないでしょうか。

これを機に、「離職率」や「典型的な離職理由」といった点についても数値化して分析も行い、きちんとその原因を把握し、「組織として持続的に成長を遂げるために解消すべきポイント」に関しても、積極的に介入していくことが大切です。

これからも地域の人たちに必要とされる病院経営を維持するためには、離職しない組織づくりを率先して行っていくことも非常に大切です。

このようにして、現時点において、2024年での達成が困難な点を洗い出し、周りの病院よりも一歩でも先に、それらの課題に取り組んでいくことが、2024年の「医師の働き方改革」の開始とともに、病院運営において、人手不足解消の問題等も含めて、明らかに大きな差となって表れていくでしょう。

まず、「医師の働き方改革」に強い関心を持つ診療科で、成功事例を作る

「医師の働き方改革」に関心を持たれている病院長や理事長の先生方から多くいただくご質問の一つに「院内のどこから働き方改革を進めたらよいか」というものがあります。

「時間外労働が突出して多い診療科からか」あるいは「高い収益を上げているところからか」など、判断の基準はいくつもありそうです。

ただ、私の経験から言えば、答えは「『医師の働き方改革』に強く関心を持つ科長の先生がいる診療科から」がお薦めです。

最終的には病院内全体で推進していく「医師の働き方改革」ですが、たとえ診療科の規模が小さかったとしても、まず一つ、院内で勤務時間の削減に関する「成功事例」を作っておくこ

とが大切なポイントになると考えます。
その成功事例を見ることによって、「私たちの科でも、少しアレンジすれば残業が減らせるかもしれない」と他の診療科も改革に参加する閾値が下がっていく可能性が出てきます。そんな流れを作ることにより、最終的には病院全体を「医師の働き方改革」に巻き込んでいくことができます。

「この人に任せれば、前向きに取り組んで『医師の働き方改革』を実現させてくれそうだ」と思える診療科長の顔が一人くらいは頭に浮かぶのではないでしょうか。
まずはそうした診療科に打診してみて、とにかく早速1年間、その診療科で「成功事例を作っていく」ことに注力することがリスク小さく成功していくための秘訣だといえます。

忘れてはならないのが、着手する診療科を決めたら、経営層は診療科長を信頼し、一定の権限を与えていくことです。そして、定期的な報告の場を設けながら、診療科長が進める方向性に対して経営層がしっかり情報共有しつつ、全面的なサポートやバックアップを惜しまないことです。権限やサポートなくして効果を出すのは極めて難しいということを肝に銘じ、経営層もあらかじめ覚悟を決めておく必要があります。

スモールステップから始めよう

「医師の働き方改革」を行う診療科が決まったら、責任者は小さな取り組みから始めていくのがよいでしょう。

「医師の働き方改革」を行うに当たって、各診療科の利害関係が絡むような組織再編等を要する変革が必要になる場合も生じるかもしれません。しかし、最初はそういった大鉈を振るわずに敢行できるようなスモールステップの施策から着手し始めるのです。

小さな「成功体験」を積み上げ、多くの医療スタッフに「医師の働き方改革」のメリットを実感してもらうことが初期段階では非常に重要だと考えます。

「こんな診療体制にしたい」「こういったアイデアで、上手にタスクシフトを行いたい」と提案する医局員がいるなら、科長はその内容を前向きに検討し、挑戦できる環境を全面的にお膳立てするようにサポートしていくのもよいでしょう。

一人で抱えたがる医師たちから、教え切る医師たちへ

「医師の働き方改革」を行う上では、コメディカルスタッフへのタスクシフトは必須です。た

だ、コメディカルスタッフにタスクシフトさせずに、一人で抱え込みたがる医師がいることも珍しくありません。

コメディカルスタッフへタスクシフトせずにいることで、医師にしかできない〝医療行為〟を行う、貴重でかつ膨大な時間を失ってはいないでしょうか。


現実問題として、例えば入院患者さんへの「薬物療法」の講義を薬剤師にタスクシフトしようとした場合、薬剤師が医師の求めているレベルの講義を行うことは、正直難しいかもしれません。このため、「コメディカルスタッフへの仕事の委譲はできない」と主張される医師もおられるでしょう。

しかし、医師自らが求めているレベルでコメディカルスタッフが講義できるようになるまで、本気で教え切ることで、こういった問題は解消することができると私は考えます。

私がタスクシフトする場合は、必ずコメディカルスタッフに私の前で予行演習してもらい、その都度、よい点と改善点をアドバイスしていきました。OKを出した後、実際に患者さんの前で説明している時も、はじめのうちは後ろで見ていて、終了時に必ずフィードバックを行います。

そうやってトレーニングを積んでいくうちに、皆、医師が求めるレベルで講義ができるようになり、安心して任せられるようになっていきました。

そうなれば、①医師はその時間に、診療に専念できます。②コメディカルスタッフは自分の仕事に自信を持つことができ、患者さんたちもそのスタッフに信頼を寄せるようになっていきます。そして、③心強いパートナースタッフとして育ってくれることで、医師としてはよりレベルの高いチーム医療を行うことが可能になっていきます。

このように、教え切ることで多くのメリットが生まれてくるのです。

誰でも最初からうまくはできないものです。

だからこそ、医師自身が自分の納得できるところまで、気持ちを込めて教え切れるか否かが、「医師の働き方改革」を実現するための重要なポイントの一つになると考えます。

「縁の下の力持ち」で働いてくれている、様々な職種のアイデアも取り入れる

医療現場も、音楽のハーモニーに似たところがあると考えることができるのではないでしょうか。前面に立ってメロディーラインを奏でるような立ち回りの人もいれば、それを下から支えているチューバ奏者のようなベースラインの立ち位置の人も必ず必要です。

バイオリンやフルートのように華やかなメロディーラインを担当しているのは、まさしく最

前線で働く医師たち。医師が伸び伸びと活躍できる環境でなくては、よい医療は成立しません。とは言っても、医師だけでは病院は運営できません。もし医師だけで運営することになったら、診察室や病室の掃除から、病院食作り、会計のレジ打ち、レセプトの書類管理までも、すべて自らの手で行うことになってしまいます。

だからこそ、「縁の下の力持ち」で働いてくれている様々な職種の方々も気持ちよく仕事ができて、気づいたことを医師や経営者にすぐにフィードバックしてくれる環境を整えておくことが非常に大切になってきます。彼らの支えなくしては、医師が日頃伸び伸びと活躍できる環境を整えることはできません。

私自身、医師以外の様々な職種の方と気軽に会話をする機会を常々持つようにしていましたし、時には一緒に飲みに行くこともありました。そうした時間の中で、医師では到底気づけないような問題点や解決策を、彼ら彼女たちが持っていることに何度も気づかされてきました。

経営者の前向きな言葉がけはスタッフをポジティブにする

朝礼や病棟回診などにおいて、経営者や管理職は、職員を目の前にして「今日は、これを頑張っていきましょう」とか「昨日はこんなこと（トラブル）がありました。皆さん気をつけましょう」と、気を引き締めるような言葉をついつい発してしまいがちです。

もちろん、それも非常に大切なことではありますが、戒めの言葉は補佐役・参謀役に任せ、リーダーは常にスタッフ全員に向けて、「今日も一緒に働いてくれてありがとう」と、前向きな、やる気にさせる言葉を発信し続けることも、思っている以上に大切なことです。

私がコーチングを勉強し始めた頃に、『エクセレント・ホスピタル――メディカルコーチングで病院が変わる』という、メディカルコーチングの本を手に取りました。

そこには、病院長が病棟回診でナースステーションに立ち寄った時に発する、非常に印象的な言葉が紹介されていたのです。

それは、「今日、よかったこと、うまくいったことを教えてください。誰か、褒めてあげるべき人（医師）はいますか？」です。

素晴らしいと思いませんか⁉

こういった「承認」を意識した言葉がけを継続的に行うことによって、スタッフの関心をネガティブなものからポジティブなものへと切り替えることができるのだと思います。

そして、こういった姿勢こそが、「医師の働き方改革」の大きな求心力を生むのです。

「医師の働き方改革」を進める過程では、期待しているような芳しい結果が得られなかったり、成果が目に見える数や形で現れなかったりする時期もあるはずです。

そんな時、現場を責めるのではなく、「病院内をよくしようとしている姿勢」に対するポジティブなメッセージを発信し続けることも経営層や現場のリーダーの重要な役割です。

経営層・リーダーから承認してもらったり、「必要な支援はないか」と尋ねられ、気にかけてもらえているのを知るだけで、現場の士気は想像以上に上がっていきます。

現場で前向きな気持ちが醸成されていれば、困難な時でも現状を打破するような「次の一手」が生まれます。

経営者やリーダーが日々前向きな一言を発し続けることこそが「医師の働き方改革」を大きく前進させることにつながっていくことを、あらためてしっかりと認識しておくことが必要だと考えます。

上司の役割はマネジメント要素が重視される時代へ

病院経営を行っている医師のほとんどはプレイングマネージャーです。病院長がその病院の看板医師で、主要な外科手術は病院長が行っているということも珍しくありません。

今までは、こういった臨床ができる医師がリーダーシップを発揮して病院長となり、医師たちを牽引していたところが多分にありました。

ただ、これまでにもお話ししてきました通り、ベッド数逼迫で医療崩壊かと叫ばれた「コロナ禍」を乗り切り、「医師の働き方改革」という新たな時代を迎えるに当たって、若手のスタッフたちは上司に対して、一方的にリーダーシップを発揮するのではなく、しっかりとコミュニケーションを取ってくれることを求めています。

前述した通り、医学生も研修医も若い世代の人たちの多くは、コーチング的なコミュニケーションスキルに強い関心を持っています。

これだけ関心が高まっていると、病院経営者がコーチングなどのコミュニケーションスキルをどれだけ先進的に取り入れて、それを病院運営にどのように反映できているかが、すでに若い医師が勤務先や転職先を考える時の重要な判断材料になっていると言わざるを得ません。

第1章を読まれてお分かりの通り、院内のコミュニケーションの大切さに気がつき、病院長自身が、コーチングなどのトレーニングを始めたり、コーチングやチームビルディング等の手法を積極的に取り入れたりして組織の活性化を行っている病院も、実際に年々増加しています。

そして実際に、このコロナ禍において、積極的にコーチングを病院全体で取り入れている病院では、多職種間の連携がよくなり、退職者が少なくなったという効果も現れています。

今からでも遅くありません。病院経営層の方は、コミュニケーションについての理論だけでもまずは学んでみることをお勧めします。

コミュニケーションという「目に見えない道具」をしっかりと使いこなしていくことが、「目的をきちんと説明されて、納得したことを丁寧にこなす」ことが得意な若い医師たちの定着につながり、地域で自院のポジションを強固なものとし、これからもずっと地域に必要とされる病院になり続けるための極めて有用な手段に必ずなってくれます。

時代の変化を恐れず、「医師の働き方改革」のファーストペンギンになる勇気を持つ医療機関のトップたちには、マネジメント能力こそが、大きな武器となるのです。

③ 2024年春の「医師の働き方改革」に向けた、具体的な労務対策デザイン

2024年の目標達成度の見込みを立て、対策を打つ

現場の取り組みと並行して、人事管理側で着手しなければならないのは、やはり各医師の労働時間の正確な把握と、その対応方針の決定です。

そのために、2024年春から始まる「医師の働き方改革」に向けて、今のうちから病院内に「医師の働き方改革」対策プロジェクトチームを立ち上げて、

① 現時点で「それぞれの医師が、毎月どのくらい時間外労働を行っているか」
② 「当直明けの勤務がどれくらい発生しているか、そして、その当直明けの医師は翌日何時まで勤務を続けているか」
③ 「9時間のインターバルが必要となった場合には、非常勤医師がどの程度必要か」
④ 「自己研鑽の時間をどうとらせるか」

といった具体的なポイントをしっかりと把握し、「医師の働き方改革」の対応策を検討してい

く必要があります。

「医師の働き方改革」とは、これまで「青天井」とされてきた医師の残業時間が、2024年には基本的に「年間960時間まで」に制限されることですから、取り組みの根本は、❶「業務改善」と、このような業務改善などを行っても、それでもなお❷「本当に新たに非常勤医師などを補充する必要があるのか否かの是非をはっきりさせる」こと。この二つが、やはり重要になってきます。

勤務間インターバルについても、前向きに捉えていく

病院勤務の医師にとって、今後考えていかなくてはならない問題の一つに「勤務間インターバルの対策」の（努力）義務化があります。残業が年間960時間を超える勤務の場合、2024年4月以降、連続勤務時間制限が28時間となり、勤務間インターバル9時間の確保・代償休息のセットが義務化され、基本的に寝られない当直を行った後、そのまま通常の日勤勤務には移行できなくなります。特に初期研修医については、連続勤務時間制限を強化して徹底するように強調されてもいるので、より配慮した対策が必要です。

https://www.mhlw.go.jp/content/10800000/000496523.pdf

図3-5 (A)・(B)の上限水準に極めて近い働き方のイメージ

(A)時間外労働年960時間程度≒週20時間の働き方(例)

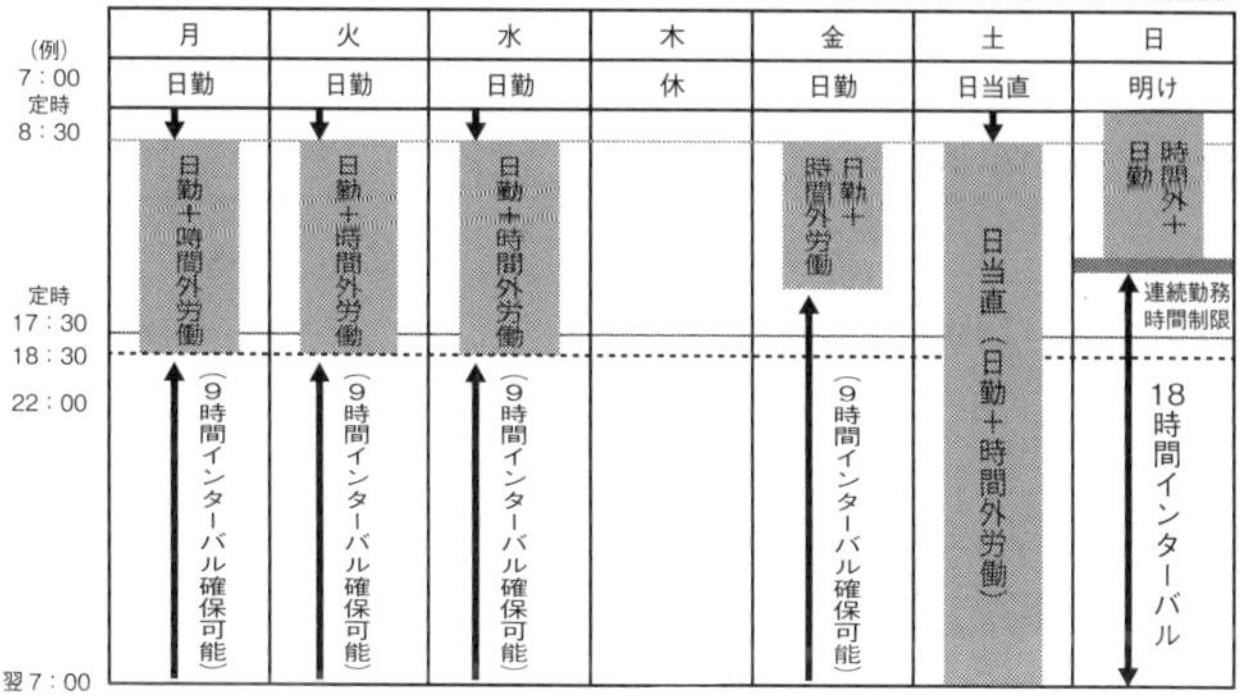

■概ね週１回の当直（宿日直許可なし）を含む週６日勤務
■当直日とその翌日を除く４日間のうち１日は半日勤務で、各日は１時間程度の時間外労働（早出又は残業）
■当直明けは昼まで　■年間 80 日程度の休日（概ね４週６休に相当）

(B)時間外労働年1,900時間程度≒週40時間の働き方(例)

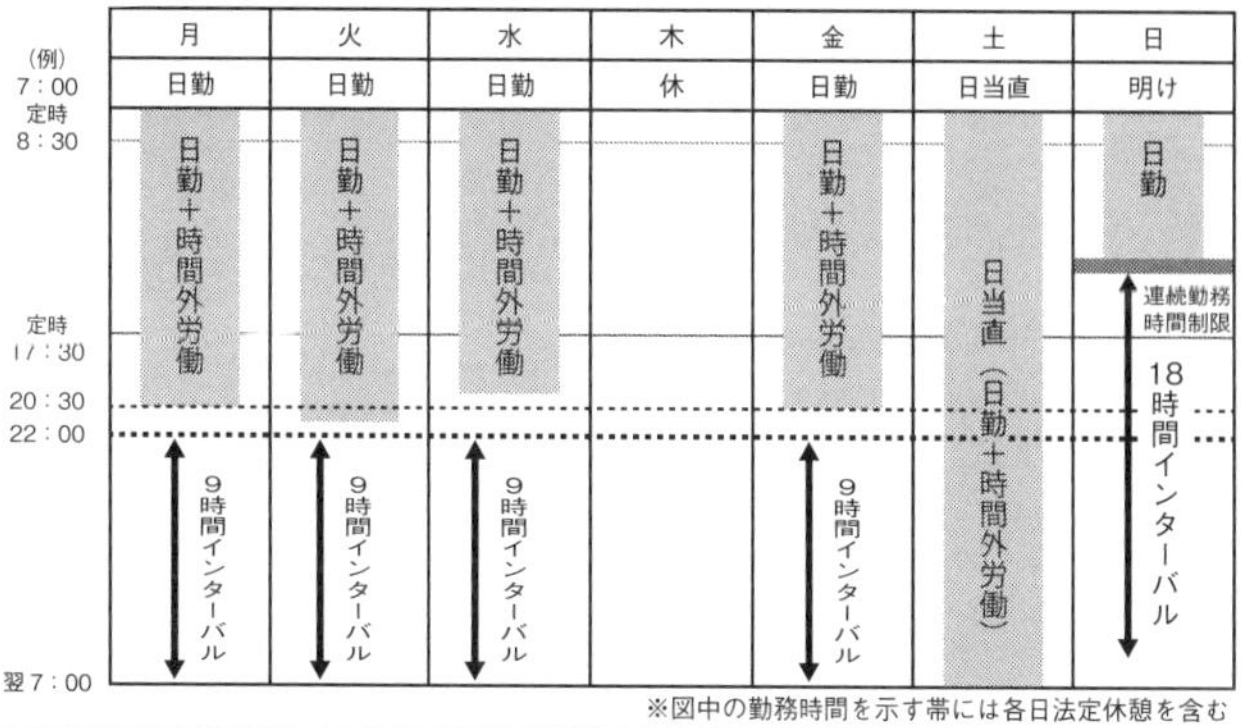

※図中の勤務時間を示す帯には各日法定休憩を含む

■概ね週１回の当直（宿日直許可なし）を含む週６日勤務
■当直日とその翌日を除く４日間は早出又は残業を含め平均 14 時間弱の勤務
■当直明けは昼まで　■年間 80 日程度の休日（概ね４週６休に相当）

※勤務間インターバル９時間、連続勤務時間制限 28 時間等を遵守して最大まで勤務する場合の年間時間外労働は、法定休日年間 52 日のみ見込むと 2,300 時間程度、（A）・（B）と同様に 80 日程度の休日を見込むと年 2,100 時間程度となる。

（出典：厚生労働省「医師の働き方改革に関する検討会」報告書
https://www.mhlw.go.jp/content/10800000/000496522.pdf）

図3-5は、厚生労働省が発表している、勤務間インターバル制度を踏まえた医師の働き方のイメージです。こういった資料等を参考にしながら、2024年度以降、現場の医師・コメディカルスタッフがどのような働き方をしていけばよいのかを、病院長や事務長等を含め、すべての医師が理解しておくことが必要となります。

そして、現状の医師数での運営が困難であると判断したならば、非常勤医師の補填を行うといった具体的な手立てを、今のうちから考えておく必要があります。

2024年の実施直前になってあわてて非常勤医師を探し始めても、その時には他の病院がすでに非常勤医師を囲い込んでいて、該当する医師が誰も見当たらないという笑えない事態が発生するやもしれません。そういったことが起こらないように、今から綿密な計画を立てて、必要であれば、遅れることなく然るべき医師を今のうちからあらかじめ確保しておくことが非常に大切なポイントとなります。

一方で、視点をずらして考えてみると、この非常勤医師に女性医師を活用していくことを積極的に取り入れていくことも、これからの医療現場では大切なポイントになると思われます。

ご存知のように、2020年から様々な経緯もあり、医学部への女子の入学者が増えてきました。2030年頃になると研修医や働き盛りの医師の多くは女性医師になっていきます。これに伴い、今後は各診療科の専門医も女性医師が増えていくことになります。これを前向きに考えて、専門医資格をすでに持っている女性医師は、妊娠出産後でも週1日であれば病院での専門医資格を活かした勤務が可能だと考える方も多いでしょう。専門医維持のためにも、そして、病院の病棟・外来運営の上においても、お互いがWin-Winの関係になれると考えられます。

そして、子育て世代の大変な時期に、週5日フルタイム以外の勤務スタイルでも快く対応してくれた病院であれば、その後もよい関係が続き、子育てが一段落した後も長く働き続けてくれるのではないでしょうか。そういった意味では、女性医師の支援を行うということは、将来への投資や病院の財産にもつながっていくということでもあります。

これからの時代は、常に常勤医だけで病院での診療を行っていくという考え方の他に、多様な人材を活かした、今まで以上に柔軟な考え方を持った病院運営が強く求められています。

術前後のケアはグループで、チーム医療強化を

「医師の働き方改革」を実現させる上では、「医師・職員の人数」を意識するだけでなく、現状の診療体制を抜本的に見直すことも、やはり必要となっていきます。

例えば、常勤医は平日の通常勤務の医療業務に専念してもらい、当直業務については非常勤

医で対応していくことも一案です。実際に、すでにそうされている病院も数多くあると思います。

また、インターバル制度の義務化に伴い、当直明けの連続勤務時間制限が生じるとなると、今までのような「一人主治医制」では、平日の昼間に主治医が不在になるということにもなります。

そのため、術前後のケアなどは「主治医チーム制」を敷いて対応していくことも、今後は患者さんたちにも納得してもらった上で行っていくことが必須となってくるでしょう。

さらにこのような平日の主治医不在時に、専門医資格を持つ女性医師を活用するといった、女性支援やダイバーシティ的な柔軟な対応策を積極的に組み入れていくことも選択肢として考えられます。

先に述べましたように、これからは研修医を中心に、女性医師の数が増加していきます。したがって医師にとっても、出産や育児と仕事との両立支援の対策は、今まで以上に欠かせないものとなっていきます。病院としても、労働時間を含め、育児を行っている女性医師たちが無理なく働けるように環境整備を行い、女性医師と病院の双方にとってWin-Winの関係を構築していくことが上手にできれば、女性支援を積極的に推進し社会貢献にも配慮している医療機関としてアピールしていくことができます。

そして、女性医師も含め、働きやすい環境を整えている病院と認識されると、自然と優秀な医師が集まってくることにもつながっていきます。

どういった対策を取るにしても「常勤の医師」だけでは捻出できない時間を、新しい仕組みやスタッフを入れてどう乗り切っていくのか、病院経営者の方々の「医師の勤務環境改善を必ず行っていく」という強い「覚悟」が求められる時代になっています。

他病院でのアルバイトや自己研鑽の時間も考慮したシフト作りを行う

医師の中には、「副業」として他病院でのアルバイト当直やアルバイト外来に従事している方も珍しくありません。この他院での業務も労働時間に含まれます。ですから、医療機関は今まで以上に副業内容について医師一人ひとりと丁寧に確認しながら、「年間残業時間９６０時間まで」を遵守できるよう配慮していく必要があります。

また、専門医取得や学会発表のための臨床研究のデータ管理やスライド作りといった「自己研鑽」の時間も、あらかじめ組み入れるように配慮していくことが、今後は強く求められます。

１年を通して多くの業務を抱えている医師の場合、この「自己研鑽」の時間をどう確保するかも非常に悩ましい問題です。ただ、キャリアアップのためにも、高い医療水準を保持していくためにも「学会発表」や「専門医取得・更新」は避けては通れません。

「自己研鑽」の時間は労働時間には含まれませんが、そうは言っても、若い働き盛りの医師の場合、1000時間以上の時間外勤務をこなしながら、専門医取得に向けての学会発表のための「自己研鑽」の時間を捻出する必要がある人も多いと予想されます。このため、当直等の業務量をどの程度軽減していくことができるか、臨床業務と自己研鑽を合算した時間があまりにも過剰とならず、常識的な範囲できちんと両立していけるように、病院としてビジョンを明確に示していく必要があります。

これからの時代、この両立が上手にできることを明確に打ち出した病院に、間違いなく優秀な若手医師がどんどん集まっていくことになるでしょう。そう考えると、地方の病院であっても、そういうビジョンを持つことによって、大きく前向きに変われるチャンスが十分にあるともいえます。

医療勤務環境改善支援センターを有効活用する

「医師の働き方改革」の推進に関しては、厚生労働省の「いきいき働く医療機関サポートWeb（いきサポ）」https://iryou-kinmukankyou.mhlw.go.jp/outline/に役立つ情報が分かりやすく掲載されていますので、ぜひチェックしてみてください。

実はまだあまり知られていませんが、47都道府県すべてに「医療勤務環境改善支援センター」が設置されており、医療労務管理アドバイザー（社会保険労務士等）や医業経営アドバイザー（医業経営コンサルタント等）が専門的・総合的な支援を行っています。https://iryou-kinmukankyou.mhlw.go.jp/outline/work-improvement-support-center/

私も今年度より、厚生労働省医政局委託事業「医療従事者勤務環境改善のための助言及び調査業務」委員会の委員に就任したので、「医療勤務環境改善支援センター」のアドバイザーとして「医師の働き方改革」に少しでもお役に立てればと考えております。

病院外の他業種の人材にも支えてもらう

これからの時代は、今までのように医療者だけで病院運営を行うことが年々困難になってきています。様々な病院外の社会状況も鑑みながら、社労士や医業経営コンサルタント、弁護士といった職種の方々にも、日頃から積極的に意見やアドバイスがもらえるような組織体制を整えておくことも必要です。世の中の動向を、こういった他業種の方々に随時教えてもらいながら、病院経営を見据えていく必要もあります。

そういった意味では、毎月の安全衛生委員会に、長年大企業などで専属産業医をされてこられている先生に加わっていただくことも、医師の立場から多くの気づきを与えてくれるでしょう。さらには、プロフェッショナル・コーチに組織内へのコーチングでの介入を行ってもらうことも、大変有益だと思います。その他にも、行政等を含め、地域のあらゆる職種の方々が、地域の大切な医療機関に対してであれば、われわれが思っている以上に協力してくれることでしょう。

④ 院内だけではなく、地域との関係も変えていく

「自分たちが推し進めていくべき分野」と「他院に任せてもよい分野」の検討を

病院長・理事長先生といった経営層の方々や、現場第一線の診療体制を支える診療部長などの先生方が「2024年以降もこの地域の医療機関として活躍するために、どんなビジョンを描くか」「地域医療のどの部分を自院が担っていくのか」または「客観的にどの部分を担うことが期待されているのか」を改めて考えることは、「医師の働き方改革」の土台としてぜひとも必要になります。

「医師の働き方改革」の第一歩は、「病院内の組織改革」です。

しかし、「医師の働き方改革」を進めていく上で、今後は「地域の患者さんを〝地域一体〟となってケアしていくにはどうすればいいか」という地域医療の視点も必要不可欠になってきます。

新型コロナウイルス感染症の影響下において、近隣の医療機関や介護施設、地元の行政等と上手に連携して、充実した医療・介護を提供するには、どのようにしていけばよいかを、あらためて考え直した病院経営者の先生方は多いと思います。

自分たちの病院の強みと、連携する近隣の医療機関の特性や長所を活かした上で、お互いに前向きに考えていけば、自院の「医師の働き方改革」が「地域の街づくり」へと発展することにつながっていきます。

厚生労働省等で盛んに議論されている「2040年を見据えた社会保障の将来見通し」等に示されている各種指標を参考にしながら、具体的に「どのような患者さんを自院で診察し、どのような患者さんは他の医療機関に紹介すべきか」「そのために、どんな方向性・専門性を持ったスタッフを自院で確保すべきか」といったビジョンを、「医師の働き方改革」を行っていく上で、まず最初に立てることが大切です。そして、それを踏まえた上で、自院の「働き方改革」の青写真を描いていきます。

静岡病院で取り組んだ時には、拠点病院として高度の医療行為を追求するために、状態が安定している患者さんについては「逆紹介」を推進することで、開業医の先生にお任せする施策を積極的に打ち出しました。

自院の立ち位置を明確にし、「自分たちが推し進めていくべき分野」と「他院に任せてもよい分野」を明確にしていくことは、コロナ後の医療体制を考える上でも、非常に大切です。

「地域の人々が、より安心して暮らし続けられる」を意識する

「救急車を呼ぶことになって、大変な思いをしたけれど、入院時にいろいろ教えてもらって、何がいけなかったのか分かった。とても勉強になった。あの病院は信頼できる」と一人でも多くの患者さんに思えてもらえたら、予防医学の提供を担う拠点病院としてその地域での役割をしっかり果たしていることになります。

「あの病院は信頼できる」という思いを、患者さんが地域で暮らし続ける中でいろいろな機会

に口にしてくれるかもしれません。そういった好意的な評判は口伝てに広がっていくものです。

このため、患者教育や予防医療に力を入れ、適切な生活習慣をもって日々生活できるように患者さんの行動を正しい方向へ促していくことは、拠点病院の責務として、今後はより強く求められていくと思います。


地域の拠点病院が、予防医療から救急医療まで、包括的に医療支援してくれる医療機関なら、地域の方々もより安心して、暮らし続けることができるのです。

いかに自分たちの医療が地域に安心を届けられるか、そんな視点を自院の「医師の働き方改革」の中に組み込んでいくことが、医師の残業削減を行った先に考えることとしては、非常に重要なポイントになります。

患者さんたちのヘルスリテラシーを高めて、「医師の働き方改革」を進めていく

日本の医療現場の多くは、時間外であったとしても患者を拒まないという非常に献身的な姿勢で運営されています。このことが医師の長時間労働を生んでいることも否定できません。

ただ、私が病院勤務をしていて感じていたのは、「医療機関には予防医療への取り組みに対

する可能性がまだまだ残されている。患者さんが自らの病について、今まで以上に積極的に学ぶようにし、ヘルスリテラシーを上げていくことによって、医師の勤務時間の短縮につなげていくことも可能ではないか」ということでした。

例えば、一般的には、低血糖で救急搬送されてきた患者さんに対症療法的な低血糖改善だけの医療処置を施し、そのまま自宅に戻すことも多いのが実情です。ただ、本当にこのような画一的な治療だけで十分なのでしょうか。私自身は、長年大学病院で働きながら、この点に大きな違和感を感じていました。

もちろん、急性期医療の現場で迅速にかつ的確に治療して、救命することは非常に大切なことです。しかし、こういった入院機会を活用して、栄養指導を受けてから退院してもらうなど、患者さんに対してヘルスリテラシーを高め、具体的な予防策を提供する場となるように配慮することが、今まで以上に医療機関には求められていくと考えられます。

世の中に「救急搬送されたい」と思っている患者さんやご家族などいません。苦しい思いをし、「二度とこんな辛い目には遭いたくない」という意思を強く持っている入院中に、食事指導や、支援入院の患者さん方と一緒に糖尿病についての講義を聴講してもらうことが、行動変容を促していく上で非常に効果的なのではないでしょうか。

入院を患者さんの糖尿病に対するリテラシーを高める場にすれば、二度と〝救急車〟で来院されることはなくなるはずです。こういった具体的なヘルスリテラシーを高める配慮を続けることによって、地域の方々からの信頼を今まで以上に得ることができ、それによって、生涯にわたってその病院を頼りにし続けてくれる地域住民の方々を多く増やしていくことが、安定した病院経営に必要になってきていると思います。

医療機関側としても、これまで、医師や医療スタッフの献身的な長時間勤務によって支えられていた急性期医療に重きを置いていた病院運営から、予防医学的な観点からの地域住民の方々に対するアプローチ方法を検討していくことも重要となってきています。

そして、こういった患者さんへのヘルスリテラシーを高める働きかけを無理なく行っていくための重要なポイントの一つが、コメディカルスタッフの力を積極的に活用することだといえるでしょう。

⑤ まとめ

「評価をするのは常に『他人』」、住民に必要とされる病院へ

新型コロナウイルス感染症の影響が想像以上の困難な状況を呈し続けていることにより、非常に厳しい環境に置かれている病院は少なくありません。そういった状態を危惧しているのは、患者さんを含めた地域の方々も同じではないでしょうか。皆さん、診療してもらっている病院が今後も存続してくれるか否かを、固唾をのんで見守っています。

日夜を問わず救急外来に対応してくれる病院、往診を積極的にしてくれているクリニック、専門医による高い医療レベルの診療を行ってくれている拠点病院の存在は、いずれも住民に安心感を与えてくれる、その地域にはなくてはならない存在です。

一方で、新型コロナウイルス感染症の患者を積極的に受け入れているわけではないにもかかわらず、患者数が激減した医療機関があるとしたら、この機会に、どうして自分たちが思っていた以上に地元の方々から存在意義を感じてもらえていないのか、自分の医療機関が考えるコ

ンセプトと地域の期待との間にズレが生じているのは具体的にはどんなことなのかなど、しっかりと考えてみる必要があるかもしれません。

コロナの影響を強く受けている状況下であるからこそ、本質的なニーズが鮮明に浮き上がってきている可能性があります。「評価をするのは常に『他人』」であることを、今こそ強く意識する必要があります。

自分自身としては一生懸命に病院経営を行っているつもりなのに、「なかなか患者が集まらない」「職員の求心力をまとめられない」といった、自らの思いと他者からの評価とのギャップがあるかもしれません。それを埋めていくためには、患者さんからのアンケート調査などを含め、できるだけ多方面から定期的にフィードバックをもらうようにすることが、これからの時代、病院経営を行っていく上で重要なカギとなってきています。そして自分たちの病院や自らのマネジメント力を客観的に見つめ直す習慣を常日頃から定着させることが非常に大切です。

この新型コロナウイルス感染症の混乱を経験したわれわれ医療者にとって、「医師の働き方改革」の最終ゴールとは、医師たちの残業時間を減らすだけでなく、「他人から評価」されて、「地域の皆さんが今まで以上に頼りに思ってくれる病院」になることであると考えます。

苦しい時こそ、ポジティブな姿勢とメッセージを

これまでお話ししてきた通り、今回の新型コロナウイルス感染症のような厳しい状況下で、自院のスタッフが次々と退職していくか否かは、普段からのコミュニケーションの質と量で決まるところも、少なからずあると考えられます。

日頃から積極的に現場の声を聴き、臨機応変に現場の声に即した改革を行ってきた病院や診療科であれば、この苦しいコロナ禍においても、スタッフたちは「今は辛いけれど、みんなでどんどん前向きなアイデアを出し合って、改善策を見つけていこう」と思ってくれるのではないでしょうか。

このように医療者たちの気持ちが前向きな方向へ向かうように、苦しい状況である時こそ「医療従事者一人ひとりの持つ夢や思い」と「病院の理念」をしっかりと一致させながら、医療機関としてどのように地域貢献を果たしていくかを考え模索し続ける。経営層や臨床現場のリーダーの方々には、ぜひともそういったポジティブな姿勢・メッセージを発信し続けていただきたいと思います。

2024年までに医師の残業時間を「年間960時間まで」に抑えたり、タスクシフトを積

極的に行っていくということは、それこそ千里の道を歩くように思われるかもしれません。

しかし、現場のニーズに一つずつ応えていき、仕事の流れをスモールステップから徐々に変えていけば、いつの間にか数年後には、医師も定時に帰宅できるようになっていくことでしょう。

私は産業医を始めて、病院というところは、医師や看護師、その他のコメディカルスタッフの皆さんすべて、本当に優秀な人材ばかりが集まった職場だなとあらためて感じています。

しかも、「患者さんを助けよう、「元気になってもらおう」と職員全員が同じベクトルを向いて日々仕事をしています。そういった職場で職員の皆さんが一致団結して、これから「医師の働き方改革」について積極的に取り組んでいけば、必ずや病院や職員にとっても、そして地域にとっても、素晴らしい環境が整っていくと考えます。

さあ、皆さんの病院でも、早速今日から「医師の働き方改革」を始めてみませんか!!

第4章

実際の医療現場で活用されているコーチングスキルについて

コーチングとは

第1章・第2章では、コーチングを活用した「医師の働き方改革」を実践されている、日本の様々な地域での事例をご紹介してきました。

この章では、その日本中のコーチングを学んだ医師や医療従事者の方々が、実際の臨床現場において活用されていた「コーチングスキル」にフォーカスし、できるだけ分かりやすく解説していきたいと思います。

そもそもコーチングとは、人や組織に対するコミュニケーションを使った支援方法の1つですが、具体的にはどのようなものなのでしょうか。


コーチングの定義と他のコミュニケーションとの違い

『この一冊ですべてわかる 新版コーチングの基本』(コーチ・エィ著、発行:日本実業出版社、2019)によると、

「コーチングとは、対話を重ねることを通して、クライアントが目標達成に必要なスキルや知識、考え方を備え、行動することを支援するプロセスである。」と定義されています。

ここでいうクライアントとは、コーチングの対象者を指しますが、定義を眺めると

- 対話を重ねる
- クライアントの目標達成のための行動支援

といった要素が見えてきます。

対話による行動支援の方法は他にもいくつかありますが、コーチングにはどのような特徴があるのか、他のコミュニケーション方法との違いから見ていきたいと思います。

まず、コーチングと混同しやすい概念として、「カウンセリング」「ティーチング」「コンサルティング」といったものが挙げられます。

それぞれを4象限に落とし込むと、図4-1のようになります。

まず、コーチングとコンサルティングやティーチングの違いについては、どちらが目標達成の主導権を握るかという点が挙げられます。コンサルティングやティーチングは、情報を提供

図4-1｜コミュニケーションによる違い

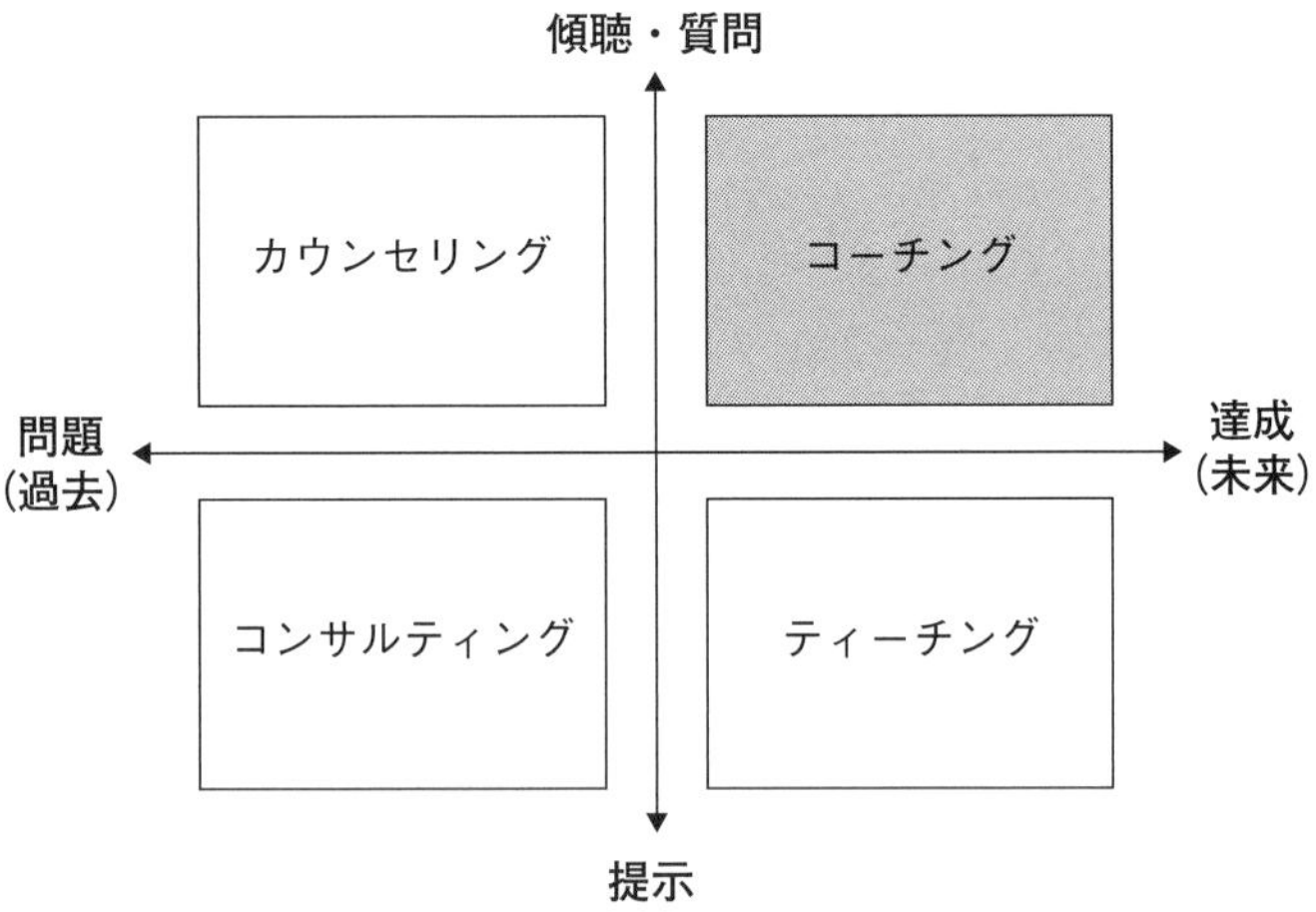

著者作成

する側が主導権を握り、クライアントに対し問題解決の方法や目標達成の方法を提示する、あるいは教えるというスタイルになります。一方で、コーチングはクライアント自身が主導権を握り、コーチはあくまで対話によって支援していくという立ち位置になります。

次に、コーチングとカウンセリングの違いについてですが、クライアント主導であるという点においては一致しています。しかし、一般的にカウンセリングは不調なものを元に戻すと言うニュアンスが強いことに対し、コーチングは未来の目標達成に向かってサポートしていくという点が特徴的です。このため、近年ではコーチングはポジティブ心理学の中に含まれるという概念で捉えられるようにもなってきています。

（『ポジティブ心理学コーチングの実践』スージー・グリーン、ステファン・パーマー著、西垣悦代訳、発行：金剛出版、２０１９）

まとめますと、コーチングの特徴は「クライアントが主体となり、未来の目標達成をしていくための対話による支援」といえます。

コーチング・プロセス(フロー)

先述のようにコーチングは対話を通して行われるものですが、具体的には「コーチング・プロセス」という考え方をもとにして、コーチングの全体像をとらえていくことが知られています。

このコーチング・プロセスは、図4-2のように6つのステップに分解されています。

❶セットアップ

準備に当たる段階で、お互いの信頼関係構築や、何をテーマに話し合うか、どのように進めるかなどを話し合う時間となります。

❷目標の明確化

プロセス前半の最も重要なステップと考えられます。コーチングは、何かしらの目標を達成するために行われるため、このステップで目標を明確化することが大切となります。このステップ抜きにはコーチングは始められません。

❸現状の明確化

「目標に対して、現状はどこにいるのか」を明確にするステップがこの段階になります。目標と現状が明確になり、初めてそのギャップが現れてきます。さらに、そのギャップを埋めていく支援そのものがコーチングともいえます。

❹ギャップの分析

目標と現状にギャップがある背景や理由を分析していくのが、このプロセスとなります。

原因が分かれば、対策を考え行動に移していくことができます。

❺行動の決定

目標達成のために実際に行動することを計画立てていきます。

図4-2　コーチング・プロセス

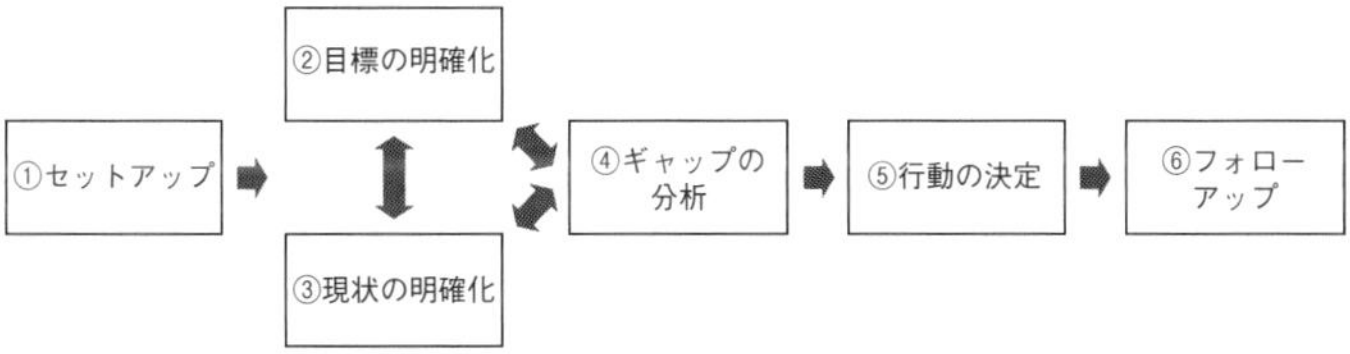

コーチ・エィ［著］『この一冊ですべてわかる新版コーチングの基本』（2019）p106をもとに著者作成

ギャップの分析をもとに複数の対応策を出した上で何をするかを決めていきます。

❻フォローアップ

実際に行動に移すと、目標達成に向けて前進することもあれば、うまくいかないこともあります。そのような時に行動計画の見直しや改善をサポートしながら、目標達成に向けての支援をしていきます。

以上のようなプロセスを経ながら、全体のコーチングが進行していきます。

例として、診療科長のA先生と、医局から派遣されてきた女性医師のB先生の面談の様子をお示しします。B先生が赴任した直後の最初の病棟回診後に1on1を行うことになりました。

❶セットアップ

A：病棟回診してみて、感想はどうですか？

B：地方の拠点病院なので、都心の病院と比べて、非常にフレッシュな病態の患者さんが多く入院されているので、典型的な症例をたくさん経験できて、非常に勉強になります。

A：それはよかったです。

まずは、このように会話の最初はオープンクエスチョンで始めてみて、部下が構えることなく、自由に話ができる環境を整えていきます。

❷目標の明確化

A：ところで、この病院に来て、何かやりたいことはありますか？
B：学会発表ができたらなと思っています。
A：どうして学会発表したいのですか？
B：実は、いまだに学会発表ができていないんです。ご存知の通り、専門医資格を取るためには学会発表することが必須なのですが、コロナもあったりして、せっかく医局にいたにもかかわらず、結局発表できるチャンスがないまま、この病院に派遣で来ることになって……。できれば、子どもを産む前に発表を終わらせておきたいんです。

ここで、テーマが、学会発表という方向に決まりました。

❸現状の明確化

A：そうだったのですね。ところで、医局の中では、発表するための具体的な臨床研究の内容は、どんなアイデアが挙がっていたのですか？

B：それが残念ながら、具体的な研究内容は何も決まっていないんです。

これで、現状が明らかとなり、「学会発表したい」という目標があるのに対し、「いまだに何も決まっていない」という現状が浮き彫りになってきました。

❹ギャップの分析

A：学会発表するためにどんなことが必要だと思いますか？

B：やはり、具体的な研究内容を決めていくことが先決だと思います。それから、症例集めも必要となってきます。あとは倫理委員会も通さないとダメですし……。

このように、対話をしながら、現状が明らかとなり、理想と現実のギャップが明確になってきました。

❺行動の決定

A：どんな内容なら、取り組めそうですか。

B：そうですね。最近、新しく承認された持効型インスリンとGLP-1製剤の配合剤が院内採用となりました。この病院は市中病院で、糖尿病の患者さんもたくさんいらっしゃいます。ですので、外来でインスリン注射をされている患者さんに、この新しい注射薬への変更を行って、血糖値等の臨床データを取ってみることはできると思います。

A：どのような血糖変化をするか見てみたいのですか？

B：そうですね。患者さんに説明して、持続で血糖をモニタリングもしてみられるといいですよね。

A：それはいいアイデアですね。では、実際にどのようにやっていきましょうか。

B：そうですね。まずは今の考えをきちんとまとめて、研究計画書を作成してみます。A先生に確認をとって、OKがいただけたら、患者さんへの同意書作成や、倫理委員会に提出する書類を作り始めます。

A：血糖モニタリングや、患者さんに同意書にサインしてもらうことなど、外来にいる糖尿病療養指導士の看護師さんや薬剤師にも手伝ってもらうとスムーズですね。

B：はい、そうですね。手伝ってもらえないか、彼女たちに聞いてみます。

A：僕からも手伝ってもらうように頼んでおきますよ。昨年まで倫理委員会の仕事もしていましたから、その書類づくりのコツも、後ほどアドバイスしましょう。

B：本当ですか。ありがとうございます。自分が具体的に何をしていけばよいかのイメージもできてきましたし、やっていけるような気がします。来年の学会発表が楽しみです。

A：来年は京都ですからね。それでは、まずは1週間後に研究計画書の草案を作って、経過報告してください。

B：はい、分かりました。この病院に来て本当によかったです。何とか頑張りますので、どうぞよろしくお願いします。

A：私も興味ある臨床研究なので、楽しみです。一緒に頑張っていきましょう。

以上のように、コーチは部下を承認しながら、質問を投げかけ、部下自らのアイデア（選択肢）をたくさん引き出すようにしていきます。

❻フォローアップ（3ヵ月後の回診終了後）

A：臨床研究が開始になりましたが、進捗状況はいかがですか？

B：まだ始まったばかりですので、それほど多くの症例は集まっていません。ですが、思った以上に血糖コントロールが改善している患者さんがいらっしゃいます。

A：そうなのですね。研究結果が楽しみです。ところで、何か困っていることはありますか？

B：私自身、学会発表が初めてなので、実際に症例が集まった後、どのようにデータ解析をしていけばよいか、自分でやったことが今までなかったので、正直不安です。

A：そうですか。それではどうしていきましょうか？

B：まずは1～2冊、統計の本を先輩から紹介してもらったので、それを読んでみます。ただ、それでも分からない場合は、質問させていただいてもよろしいでしょうか？

A：もちろんです。誰でも最初は分からないですから、遠慮なく声をかけてください。ある程度、症例が集まったところで、どのようにデータ解析をしていけばよいか、一緒に検討しましょう。

B：ありがとうございます。大変心強いです。

コーチングを実践していくと、当然、うまくいくこと・いかないことが出てきます。そこで、コーチングを行いながら、うまくいくことは「承認」し、引き続き継続してもらい、うまくいかなかったことについては、対話をしながら一緒に原因を探り、新たなアイデアを出すようにしていきます。

このサイクルを何度も繰り返すことによって、理想と現実のギャップを少しずつ埋めていきます。

このようにコーチングのプロセスに沿って継続して支援していくことで、少しずつ目標達成に近づいていくことができます。中長期的な目標は、どうしても一人では達成しづらいものです。そこをコーチが下支えすることによって継続的なサポートをしていきます。

ここで大切なことは、あくまでも主体はクライアントであるということです。人に言われたことではなく、自らが自分の声に出して選択し、実行していったことが、結果的に成果につながっていく。そのことで、自信がつき、自己効力感が得られるようになり、さらに積極的なチャレンジをしていけるようになっていくのです。

コーチングを行う上で大切なポイント

ここからは、コーチング・プロセスを実施していく上で重要となってくる、コーチングの基本的スタンスやスキル、そしてコーチングによってどんな変化が起こっていくのかをBasic（基本的かつ土台となる重要なこと）・Standard（コーチングを行う上で必須のスキル）・Advanced（コーチングを重ねることで起こってくること）といった形でご紹介していきます。

Basic 基本的かつ土台となる重要なこと

信頼関係構築

コーチングを行う上で、基本的かつ最も重要ともいえるのが、コーチとクライアントの信頼関係です。

信頼関係をつくるためには、まず、コーチ自身がクライアントのことを一個人として尊重し、承認することが何よりも大切です。

その人が今まで何十年と生きてきた人生においては、様々なことがあり、その経験が現在のその人を作っているのだと、思いを馳せてみる。すなわち、「クライアントの存在そのものを承認すること」が大前提となります。

個人としてクライアントを尊重した上で大切にしたいキーワードが「心理的安全性」です。心理的安全性とは「この人には、何を話しても大丈夫だ」とクライアントが思えるような関係性を作っておくことともいえます。米国ＩＴ大手のGoogle社のピープル アナリティクス チームが「効果的なチームの条件とは何か」という問いからリサーチプロジェクトを開始して、「優れた上司の条件」としての項目の一つとして「心理的安全性」というキーワードが挙げられ、最近注目を集めるようになりました。

具体的に説明していくと、まずはきちんと守秘義務が守られていること。上司から部下にコーチングを行う際に「これは人事評価には影響しない」「人格的な否定はされない」ことを明確にしておくことが重要なポイントになります。クライアントとコーチが自由闊達に対話を繰り返す過程において、クライアントの心の中にある答えを上手に引き出していくのがコーチングです。このため、クライアント本人が自分で話せる内容に制限をかけてしまうようなことがあると、十分なコーチングを行うことはできません。

コーチとしてクライアントの話を聴く中で「それは違う」などと思う場面があったとしても、すぐに自分の意見や相手に対する評価をすることはせず、ゼロポジション（ニュートラル）な精神状況で最後までクライアントの話を聴くようにしましょう。あくまでも、コーチングを行っている時間は「クライアントのための時間」なのです。

相手の言葉を引き出すことに意識を向け、フラットな姿勢で傾聴し続けることが肝要です。さらに、「コーチが偉いというわけではない」という意識も常に持ってコーチングに臨む姿勢が非常に重要です。コーチは支援者であり、クライアントとの間に上下関係があるわけではありません。クライアントが目標に向かって進んでいくための共同作業をしているのだという姿勢を忘れずに対話を重ねていきましょう。

自分のこと、相手のことを知る（「タイプ分け™」※）

また、コーチングを行う際には、クライアントのことをよく知ることが大切です。あくまで目標達成の主体はクライアントですので、コーチは相手のことをよく知り、相手の特徴に合わせた接し方をしていく必要があります。

とはいえ、「クライアントごとに異なるコミュニケーション」を取ろうと思っても、実践するのはそう簡単ではありません。そうした時に役に立つのが、株式会社コーチ・エィが開発した「タイプ分け」です。「タイプ分け」では臨床心理学や組織行動学をベースにして、典型的な人間のコミュニケーション・パターンを大きく4つに分類し、それぞれに応じたコミュニケーションの方法を提案しています。この4つのタイプの特徴を簡単に説明すると、次のようになります。

※「タイプ分け™」は株式会社コーチ・エィの登録商標です。

○タイプを知る

●コントローラー　自分の思った通りに物事を進めたがるタイプ
●プロモーター　アイデアが豊富で、新しいことに挑戦したがるタイプ
●サポーター　人を援助することに喜びを感じるタイプ
●アナライザー　分析・計画的に物事を進めたがるタイプ

あらかじめ確認しておきたいのは、この4つの類型の間に優劣はないということです。組織の中において、どのタイプの人も非常に重要な役割を果たしてくれています。また、複数の類型を併せ持つタイプの人も多いことから、こうした傾向を杓子定規にレッテルとして鵜呑みにし、安易にコミュニケーションを取らないようにする注意や配慮が必要です。

それでは、この4類型を実際に役立てていくために、まずは、ご自身がどのタイプに当てはまるかを考えることからスタートしてみるのはいかがでしょうか。図4-3のような各タイプの特徴も参考にしつつ、ご自身がどのタイプに一番近いのかを考えてみましょう。

図4-3 タイプごとの特徴

	コントローラー	プロモーター	サポーター	アナライザー
口調	早口	早口	ややゆっくり	ゆっくり
話の長さ	端的に結論から話すので、短い	話が飛躍する傾向にあり、長い	内容を要約せずすべて話そうとし、長い	論理的に筋道を立てて話し、長い
声の調子	断言口調	抑揚が豊か	穏やか	淡々としている
典型的な表情	頼れそう	楽しそう	優しそう	まじめそう
好む話題のテーマ	仕事に関すること、日常的な課題	人間関係について	人間関係について	仕事に関すること、日常的な課題
会話時のスタンス	要点だけ話そうとする	共感してもらえるように話す	期待に応えるように話す	正しく話そうとする

コーチ・エィ ウェブサイト（Hello, Coaching!）「【図解】「タイプ分け™」とは～あなたはどのタイプ?タイプ分けでうまくいくコミュニケーション」をもとに著者作成

もし、ご自身で判断がつかないようであれば、周囲の方の意見も聞いてみるとよいかもしれません。また最近では診断ツールも充実しているので、ご興味のあるかたはインターネットで検索してみるとよいかと思います。

実際に、コーチ・エィが運営するウェブサイトでは有料で「タイプ分け」を行うこともできます。

Test. jp（自己診断テストサイト）https://test.jp/about/cti/

ご自身がどのタイプに当てはまりそうかの判断ができたら、次はクライアントがどのパターンかを見極めていきます。日常のコミュニケーションでの傾向を探るのもいいでしょうし、診断ツールを活用してみるのもよいかもしれません。

○クライアントのタイプに応じたコミュニケーションを取る

ご自身とクライアント、双方のタイプが理解できたら、それを日常のコミュニケーションに活かしていきましょう。ここでは、各類型の人が一般的に好むとされているコミュニケーション方法の特徴についてご紹介します。

【コントローラー】

文字通り、物事をコントロールしたいという意志が強い「コントローラー」は、自分の行動や考えを狭めようとしてくる意見を受け入れづらい傾向にあります。合理的な性格も強く、「どう頑張るか」というプロセスを重んじる傾向にあり、結論を急ぎやすいのも特徴です。

「コントローラー」と接する時に大切なのは、彼らに主導権をしっかりと握らせること。話をするときも結論から端的に話し、何をしてほしいのかをはっきり伝えることが重要です。そして、こちらの考えを押し付けるのではなく、いくつか選択肢を提示しながら、「判断の余地」を残しておくことも有効です。

【プロモーター】

自分の意見を他人に共感してもらったり、自分の働きかけによって人が動いてくれたりすることにやりがいを感じる「プロモーター」は、オリジナルなアイデアを大切にするため、自分のアイデアを否定されることを嫌います。

プロモーターとのコミュニケーションにおいては、きちんと共感の姿勢を示し、よい意見はきちんと承認することが有効です。逆に、考えを一方的に否定したり承認しなかったりしてしまうと、一気にモチベーションを失う傾向にあるので、その点を十分注意しておく必要があります。

【サポーター】

誰かを支えることにやりがいを見出す「サポーター」は、人の期待に応えようとし、「誰かに承認された行動」をとりたがる傾向にあります。対立を嫌い、お願いされれば何でもこなそうとしてしまうあまり、損な役割に回りがちなのもこのタイプの特徴です。

サポーターとのコミュニケーションにおいては、彼らが行う些細な働きかけにも日頃から目を向けて、しっかりとねぎらいの言葉を投げかけることを意識しましょう。また、彼らはなかなか人の意見や依頼に対してノーと言えない性格であるので、こちら側の言い分に違和感がないか、無理がないかといったことを確認しておくとよいでしょう。

【アナライザー】

「アナライザー」は、行動の正しさを気にする傾向にあり、たとえ誰かに依頼されたとしても、本人の中で腑に落ちないと、なかなか行動につなげてくれません。

アナライザーは漠然とした指示を嫌うため、何かをお願いするときには、「何がしたいのか」という目的や制約条件などを「具体的に」伝えた上で、きちんと分析・検討できるだけの余裕をしっかりと持たせてあげることが大切なポイントになります。

ここまで、「タイプ分け」について見てきました。とはいえ先述したようにクライアントを杓子定規に見てしまうことには注意が必要です。どのように支援をすれば、クライアントがスムーズに気持ちよく目標に向かっていけるのかを、日頃から考えながら会話をすることが大切で、その目安の一つとして、この「タイプ分け」を活用することがとても有益だと考えます。加えて、自分自身のタイプもあらかじめ把握しておくことで、自分の特徴やクセも客観的に思考することができ、クライアントと良好なコミュニケーションを取る土台となってくれるでしょう。

Standard　コーチングを行う上で必須のスキル

ここからは、実際にコーチングを行う上で必須となるスキルについてご紹介します。

コーチングによる対話の構成は、大きく「傾聴」「質問」「フィードバック」の3要素から成り立っています。これら3つの要素を上手に用いることによって、クライアントの潜在的な考えや感情が引き出されていきます（図4-4参照）。

コーチには、この3要素を上手に運用していくことが求められます。早速、各要素におけるポイントについて、ご紹介します。

傾聴する

「話を聴く」というと、簡単なことのように思われますが、意識的にこれを行うことは案外難しいものです。

通常、私たちは、人の話を聞きながら相手の言うことを先読みして「その考えには賛成だ／反対だ」と判断をしようとしたり、「でも、こんな考え方もあるのではないか」などと思考を巡らせたりしています。つま

図4-4 | コーチングのコアスキル

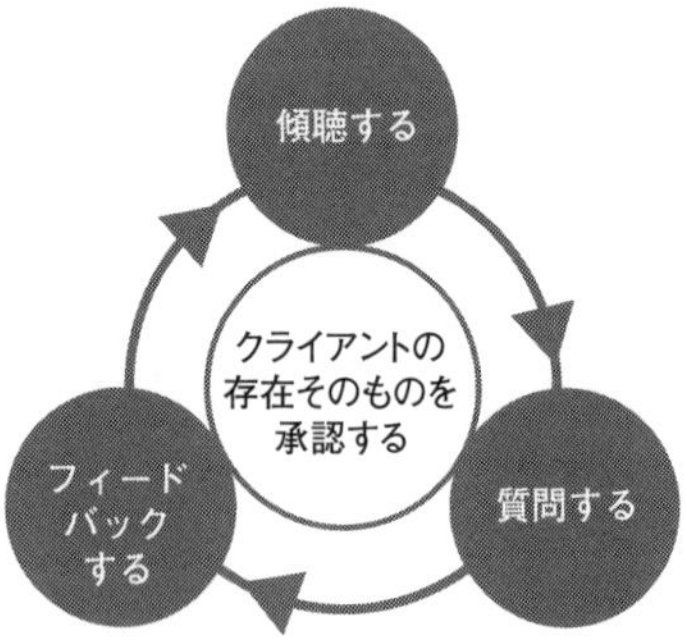

著者作成

り、人の話を聞きながら、つい自分自身と対話してしまうことが多いのです。一方、コーチングにおいては、基本的にニュートラルな状態で「聴くことに集中」します。したがって、自分が話すのではなく、相手がたくさん話すことができる環境づくりに腐心します。

そうしていると、時には沈黙が訪れることもありますが、この沈黙の時間を共有するということも重要な要素の一つです。相手が沈黙している時間は、考えを深めたり、アイデアを考えたりするのに必要な時間なのです。

クライアントが話しやすい環境を作るために重要なポイントの一つとして、「ペーシング（pacing）」というものがあります。これは言葉の通り、「クライアントのペースに合わせながら話を聴くこと」。そのための方法として、「非言語的なペーシング」と「言語的なペーシング」が知られています。

「非言語的なペーシング」というのは、端的に言えばうなずきや、聴くときの姿勢、呼吸のリズムなどを相手に合わせるということです。これによってクライアントはリラックスして、話がしやすくなります。

一方の「言語的なペーシング」の代表例は、あいづちやオウム返しです。無言のままの相手に、一方的に話を続けるのは辛いものですが、「そうなんですね」「こういうことなんですね」とあいづちを打ってもらえることで、「自分の話を受け止めてもらっている」という印象を抱くことができます。さらに、「つまり、あなたが言いたいのはこういうことなんですね」とコーチが要約してくれることで、「この人は本当に話を聴いてくれている」と安心感を覚えます。そういった積み重ねが、先ほど挙げた「心理的安全性」や「信頼感」を醸成していきます。

無意識に話した内容をコーチがオウム返しや要約をしてくれることにより、あらためて自分の言葉を客観的に聞き直すことができ、自分自身の潜在的な考えをまとめていくことにもつながっていくでしょう。

質問する

質問の投げかけ方によって、クライアントの話の方向性が大きく左右されるのは言うまでもありません。コーチングの場合、質問を投げかけるときに、あえて「空白をつくること」もあります。

例えば、コーチングにおける代表的な質問の一つとして、「もし、何の制限もないとしたら何をやりたいですか?」というものがあります。普段様々な条件の下で身動きがとりづらくなっているクライアントとしては、「そんなことを考えたことはなかった」と一瞬思考が空白になります。しかし、その瞬間から「自分は本質的に何をやりたいのだろう」と考え始めることができるのです。

加えて、自分に対して問いを繰り返していく中で、本来やりたかったことや、好きなことにあらためて気づくことができたりもします。単に「普段考えていることを聞く」だけではなく、クライアント自身が、自分の深層心理にまで思いを巡らせ、普段の本人としては思いもよらなかったような答えやアイデアを自ら導き出す。そんな効果が「質問」にはあります。

私もコーチングを習っていた時に、「もしもの仮定として、医局運営について何の制約もないとしたら、何がしたいですか？」といったかなり広がりのある質問を突然投げかけられたことが何度かありました。

正直、こういった質問をされると頭が真っ白になることがあります。しかし、このような質問を何度も受けるうちに、自分なりに必死で考えるようになり、ハタと気づくことがあります。私の場合、積極的な逆紹介を開始したり、ＳＵ薬の使用を減らすといった思い切った発想が出て、かつ、それを実行に移す決断をすることができました。そうした発想が、結果的に私たちなりの「医師の働き方改革」につながっていったと考えられます。

そうは言っても、はじめのうちは、こういった「奥深い質問」を投げかけるのは、簡単ではないかもしれません。そこで、次にコーチングの代表的な質問の投げかけ方についてご紹介します。それが「クローズド・クエスチョン」と「オープン・クエスチョン」です。

クローズド・クエスチョンとは、「はい／いいえ」でシンプルに答えられる質問のことです。「今日はあいにく朝から雨ですね」とか「もうお昼ご飯は食べましたか？」といった内容のものが、これに当たります。深い思考を必要とせず、単に事実を伝えればよい分、クライアント側も即座に答えられるため、会話を活発化させる効果が期待できます。このため、対話のはじめは、こういったクローズド・クエスチョンから始めると、会話をスムーズに進めていくことができます。

これに対して「オープン・クエスチョン」は、「はい／いいえ」では答えられない形式の質問のことです。「感染予防の取り組みのために必要なことは、どんなことですか？」といった質問がこれに当たります。クローズド・クエスチョンに比べると、答えるためにしっかりと考えることが必要となりますが、回答内容にはクライアント自身の個性が出やすく、クライアントの考えを引き出すには必要不可欠な質問といえます。

このほか、質問内容が「過去に関するものか」「未来に関するものか」によっても、回答のしやすさは大きく異なります。過去に関するものは「すでに事実としてある」わけですから答えやすいのに対し、未来に関する事柄は不確実性も高いですし、自分自身の希望や意思も包含して回答しなければならないため、即座に答えづらいものであるでしょう。

なおオープン・クエスチョンに関して、もう少し深掘りをしてみたいと思います。

オープン・クエスチョンの中には、「拡大質問」と「限定質問」というものがあります。「拡大質問」というのは、クライアントの思考が狭まっているときに、発想やアイデアを広げるために扱うものをいいます。先ほどもご紹介した「もし、何の制限もないとしたら何をやりたいですか」という質問がこれに当たります。もちろん、普段そんなことを考えていないクライアントであれば、ここで「空白」が生まれ、回答に時間がかかってしまいます。しかし、その際も決して焦らずにペースを合わせ、本人が一生懸命に考えている時間をそっとサポートしてあげてください。

一方、「限定質問」とは、クライアントの話した内容に対して「それはつまりどういうことですか？」と具体化する質問のことです。抽象的であった価値観や意見をより明確にする過程で、クライアント自身に思わぬ気づきがあったりするので、こちらもクライアントの内省を促すのに有効な質問だといえます。

コーチングで行われる質問には、他にも実に様々な方法がありますので、もしご興味があれば関連書籍をお読みください。

まずは、ここでご紹介した「クローズド・クエスチョン」「オープン・クエスチョン」（拡大質問と限定質問）や、未来志向の質問・過去志向の質問などを組み合わせて「コーチング」を始めてみてください。

クライアントの状況を見ながら、「今のタイミングでは、まずはクローズド・クエスチョンをしてみよう」「少し発想が広がってきたら、未来志向のオープン・クエスチョンをしてみよう」「もっといろいろなアイデアを出すために拡大質問をしてみよう」「言いたいことがふわっとして抽象的だから、限定質問をして行動計画を絞っていこう」というように、その時々のシチュエーションに応じて、この「目に見えない道具」を上手に使い分けることができるようになってくると、コーチングの効果を強く実感できるようになると思います。

質問によって目標設定を支援する

先述のコーチングの定義で「コーチングとは、対話を重ねることを通して、クライアントが目標達成に必要なスキルや知識、考え方を備え、行動することを支援するプロセスである」とご紹介しましたが、コーチングは目標に向けて進んでいく手段ともいえます。そのため、コーチング・プロセスの中で重要なステップの一つとして「目標の明確化」があります。

しかし、ここで難しいのは、明確な目標をすぐに語れる人は多くないということです。突然、「あなたの今達成したい目標はなんですか？」と聞かれても、即答するのはなかなか難しいのではないでしょうか。

目標を設定する過程においても、これまで述べてきた様々な「質問」が大変役立ちます。クローズド・クエスチョンとオープン・クエスチョン、あるいは過去に関する質問と未来に関する質問等をうまく組み合わせながら、活発な対話を重ねていきましょう。

例えば、目標を聞く前に「最近、何か気になっていることや困っていることはありますか？」と、過去や現在に実際起きていることを尋ねてみます。

その後、「それがどうなったらよいですか？」と、未来形の質問につなげていくこともできます。

それでも、目標についてなかなか答えが見つからない場合は、「まず何でもいいから思いついたことを話してみてください」と話を促すことも有効です。「パッと思い浮かんだこと、一瞬イメージしたことなど、何でも構わないので教えていただけますか？」と、ハードルを下げて聞くことも効果的です。

さらに、何かしらクライアントから目標らしきものが出てきたら、もう一つ次のような質問を投げかけてみてください。

「なぜその目標を達成したいのですか？　あるいは、その目標を達成した先には何がありますか？」

これは、オープン・クエスチョンで目標の先の目的（ゴール）を深掘りしていく質問になります。

目標は、あくまでその目的（ゴール）のための中間点に達した状態となります（図4-5参照）。

そのため、その先の目的（ゴール）を聞くことによって、そこから戻って目標が明確になり、目標達成への行動が目的に沿ったものになるという効果があります。

フィードバックする

最後にご紹介したいのが「フィードバック」です。質問を投げかけて、クライアントが話した内容にどう反応するかについて、大切となる大前提は「クライアントの話を聴いた上で、感じたことを感じたまま伝える」ということです。そして、もう一つは「事実と感情を分けて伝える」ことです。

図4-5｜コーチングマップ

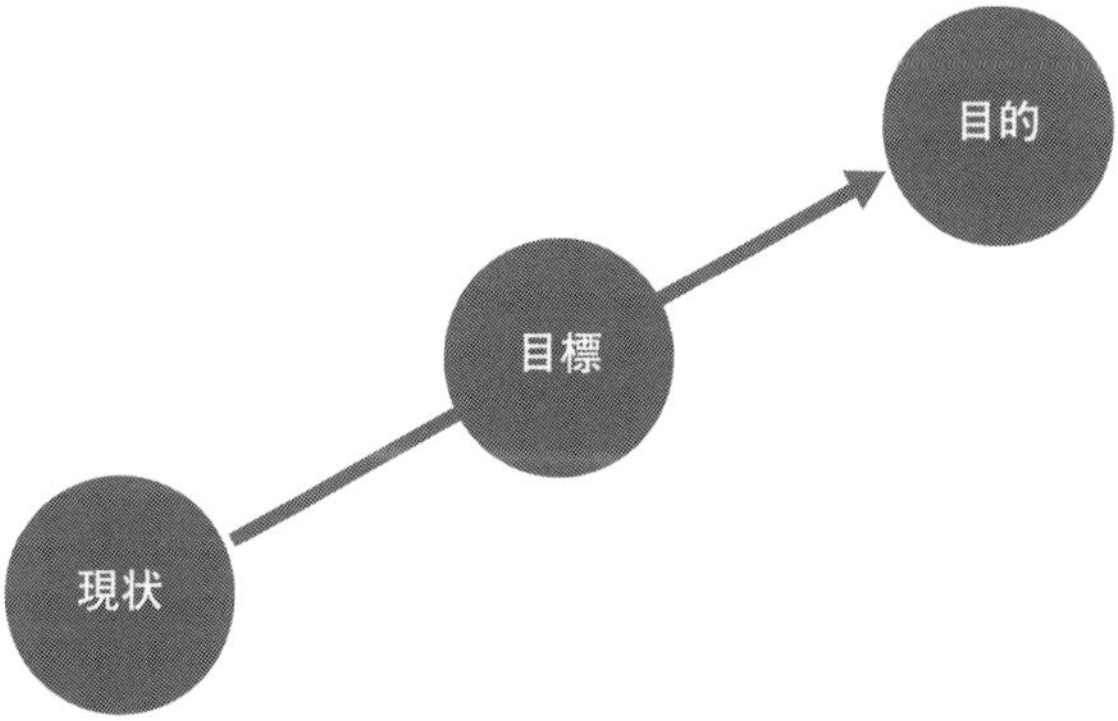

コーチ・エィ［著］『この一冊ですべてわかるコーチングの基本』（2019）p26をもとに著者作成

例えば、クライアントが発した言葉について、その内容を要約したり、オウム返しにしたりして受け止めた上で、「あなたはこう言いました(事実)。それに対して私はこう感じました(感情)」と、あくまでもそれがコーチ自身の考え・感情であることが分かるような形で伝えていきます。

「私はこう思う」というように、主語が自分であることを明確にして、感じた内容を伝えるものを「I(アイ)メッセージ」といいます。「Iメッセージ」を通じて、自分の発言へのリアクションを見たクライアントは、また新たな気づきを得て、思考をさらに深めていくことになります。

また、コーチングの最後に「提案」や「要望」を伝えることもあります。ただし、これらはあくまで「提案」や「要望」ですので、その意見をクライアントが取り入れるか否かは、クライアント自身の意思に委ねられることを念頭に置いておく必要があります。

以上の通り、コーチングによる対話の要諦をまとめると、大まかなステップとして「傾聴する」「質問する」「フィードバックする」という流れになります。これらの一連のステップの中で、クライアント自身の内省を促しながら、目標達成に向かって支援していくことが重要なポイントになります。これらの過程において、一個人として相手を承認し、信頼関係を構築していけるように常日頃から心がけていくことが求められます。

Advanced――コーチングを重ねることで起こってくること

ここまで、コーチングを行う時の基本となる姿勢や、実際コーチングを行うときに用いるスキルについて述べてきました。最後にAdvanced編として、コーチングを重ねていくことで、どんな変化が現れるのかについてご紹介したいと思います。

アカウンタビリティ

第1章のインタビューにおいて複数の先生から、〝アカウンタビリティ〟という言葉が出てきました。

普段なかなか耳慣れない言葉かもしれませんが、アカウンタビリティとは「主体的に自ら進んで仕事や事業の責任を引き受けようと意識すること」や「一人ひとりが、自分の責任において考え、行動を起こすと意識すること」を指します。

一方、アカウンタビリティと対照的な概念として、〝ヴィクティム〟というものがあります。ヴィクティムとは「自ら考えることなく、指示や命令だけに従って仕事や事業を引き受けていく意識」のことを総称しています。

例えば何か問題が起きた時に、「自分が主体となって解決していこう」と思えるのか、あるいは「職場の環境のせいだ」といって何も行動しないのかといったように、異なる行動の違いとなって表れてきます。

自分が主体となって解決していこうと思えると、そこには選択肢が広がりチャンスが生まれ、自分や組織の成長につながっていきます。

そうはいっても、もちろん人ですから、〝アカウンタビリティ〟を発揮できる時もあれば、〝ヴィクティム〟に陥ってしまうこともあるでしょう。まずは、自分が現在どのような状態にあるのかを把握し、より前向きで生産的な状態に気持ちを切り替えていくことが肝要です。

そのための手段として、コーチングが存在しているといっても過言ではありません。今まで述べてきた通り、コーチングは、クライアントが主体となって目標達成することを支援していくものです。ですので、クライアントが自分で決断し、自分で行動していくことが大切なのです。

ただ、実際に一人で決断して行動していくということは、そうたやすいことではありません。だからこそ、コーチが存在し、クライアントの選択肢の幅を広げたり、本来の目的や目標に合っているかをクライアントに問いかけて対話をしていきます。そしてクライアント自身のことを尊重し、承認し続けることによって、アカウンタビリティが高い状態が維持していくように支援していきます。

ただ、注意していただきたい点として、アカウンタビリティとは、盲目的に自責と捉えることではありません。「自分には何ができるのか？」「他にどんな方法があるのか？」など、より望ましい状態になるよう、主体的に選択し行動していくことなのです。

例えば、院内感染のような病院にとって不測の事態が起こったとします。このような状況のときに、どのような対応をしていくのか、まさにアカウンタビリティが試されることになります。第1章の名古屋第二赤十字病院では、「感染対策として何ができるか」「チームの中で自分は何をすべきか」を医療スタッフ一人ひとりが前向きな姿勢で向き合い、逃げ出さずにお互いに腹を割ってディスカッションしながら協働することで、この危機を乗り切れたというエピソードを紹介していただきました。

まさにこれらは、組織全体のアカウンタビリティが高い状態だったからこそ危機を乗り切れた事例だと思います。しっかりとアカウンタビリティという言葉をお互いが理解し、行動できるということは、病院内で医療スタッフの方々が常日頃からコミュニケーションを勉強し、実践されてきた証だと感じます。

あえてコメントを加えさせていただくと、第1章で多くの病院長の先生方がコーチングスキルの中においても、「アカウンタビリティ」が重要であると口にされていました。この「アカウンタビリティ」の意味合いの中には、特に「スタッフを信じる」という思いが含まれているように感じました。コミュニケーションをお互いにしっかり取り合うことによって、「上司が部下を心から信じる」ことができるようになる。こういったことも、インタビューを行った感想として強調させていただければと思います。

システミック・コーチング™（組織コーチング）

先の事例では、組織全体のアカウンタビリティが高かったということが、危機をみんなで乗り切れた要因だと書きました。BasicやStandardをご覧いただくと、コーチングは、コーチとクライアントが1対1の時に機能し、個人に対してのみ効果があると思う方も多いと思います。しかし一方で、やり方を工夫することによって、組織全体に効果を波及させていくことも可能なのです。この手法は、組織コーチングやシステミック・コーチング™と呼ばれています。

組織には、さまざまな課題が横たわっています。

- 病院理念を浸透させたい
- 自律的人材の集まる組織にしたい
- 離職率を低下させたい
- 生産性を上げたい
- インシデントを減少させたい

など多岐にわたります。

ここで難しいのは、これらの課題が分かりやすい方法では解決できないということです。「自律的に動いてくれ」と口で言っても、実際に自律的に行動することはそう簡単にはいきません。「インシデントを減らそう」と、マニュアル化を進めたとしても、そう簡単にインシデント数は減らすことができないのが実情ではないでしょうか?

なぜならこれらの課題の多くの部分は、コミュニケーションに起因する場合も多いからです。

これらを実現させていくためには、経営層からの前向きなメッセージや、様々な部署間での相互理解、現場から上がってくる課題や解決策のアイデアなど、すべてがうまく噛み合い、歯車が回り出す必要があります。そうすることができれば、先ほどのような課題を本質的に解決することができるでしょう。したがって、組織の中において様々な人がコーチングを学び、相互にコーチング的な関わりを積み重ねることによって、コミュニケーションがより円滑になり組織課題の解決に結びついていくのです。

それでは、自らの組織にコーチングを浸透させていくには、実際にどのようにしていけばよいのでしょうか。その目安として、次のようなステップを踏んで実行されていくことがスムーズではないかと考えます。

図4-6 組織変化のフェーズ

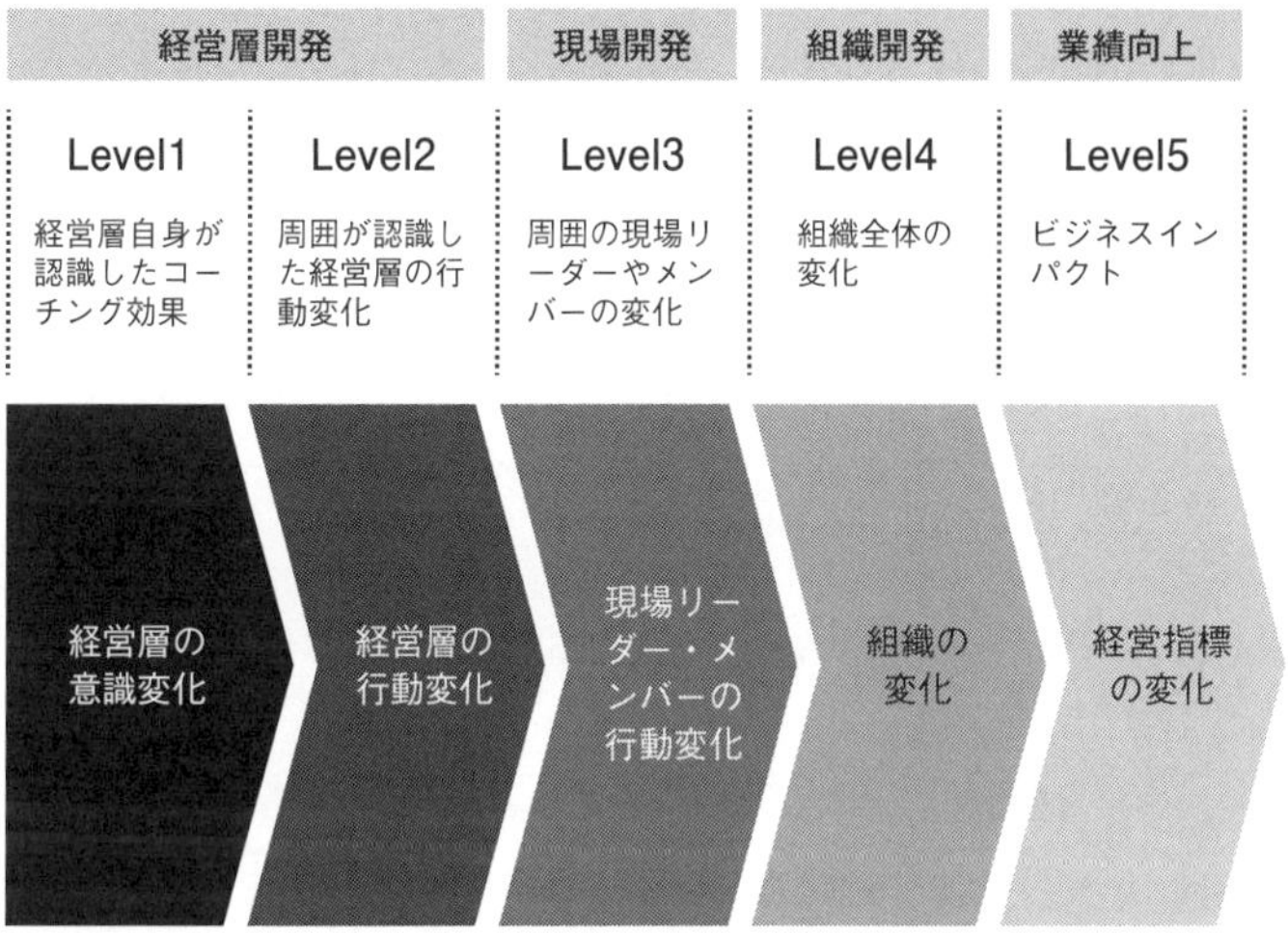
経営層開発
現場開発
組織開発
業績向上
Level1
経営層自身が認識したコーチング効果
Level2
周囲が認識した経営層の行動変化
Level3
周囲の現場リーダーやメンバーの変化
Level4
組織全体の変化
Level5
ビジネスインパクト
経営層の意識変化
経営層の行動変化
現場リーダー・メンバーの行動変化
組織の変化
経営指標の変化

(出典:コーチ・エィウェブサイト(Hello, Coaching!)【解説】法人向けコーチングとは? ―企業の組織開発を実現する「システミック・コーチング™」はどのようにして行われるのか?―を参考に著者作成)

①経営層に対してエグゼクティブ・コーチングを行い、どんな組織にしたいのか目標を明確にしていく

②経営層がコーチングのスキルトレーニングを行い、管理職や現場リーダーに対し、継続的にコーチングを実施する

③管理職や現場リーダーたちがコーチングスキルのトレーニングを行い、複数のメンバーに継続的にコーチングを実施する

第1章でも多くの病院で、このような屋根瓦方式でコーチングの文化を院内に浸透させていく手法が取られていました。また同時に、コーチング介入の前後で、アンケートやサーベイを用いて、組織の現状を見える化・数値化し、組織課題に一丸となって取り組んでいけば、後々のコーチング介入の効果も明確になります。

以上のようなシステミック・コーチング™を取り入れていくことによって、図4-6のように組織が次第に変わっていきます。経営層が変わり、管理職や現場のリーダーが変わり、臨床現場での様々なメンバーが変化していくことで、組織全体も変わっていきます。そして徐々に、コロナ禍のような局面に立たされるような場合であっても、困難に簡単に負けることのない、強固で柔軟な働きがいのある組織が出来上がっていくのではないでしょうか。

以上、コーチングについてご紹介してきました。

個人の目標達成にも、そして組織の変革においても、効果を発揮することができるコーチングについて、少しでもご興味をお持ちいただければ幸いです。

第1章のインタビューから見えてくる、医療現場でのコーチングの特徴

これまで、コーチングのスキルについてご紹介してきました。この本の特徴として、医師などの医療者が実際の医療現場で活用しているコーチングスキルを中心に解説を行っています。

さらにここからは、第1章でインタビューさせていただいた先生方が、特に強調されていたり、強い思いを持っていたコーチングスキルについて、もう少し加えてご紹介させていただこうと思います。

ビジョンを示す

いずれの病院長の先生方も、一様に必ず「ビジョンを示す」ことを行っていました。

これは、目標・目的・ゴールを示すという意味でも、非常に大切なアクションであり、「ビジョンを描く」ことはモチベーションアップにもつながっていきます。それを各先生方が自然に実行されていたのは、さすがだと言わざるを得ません。

やはり、組織のトップがまずは「ビジョンを示す」ことによって、その組織の方向性が決まってきますし、そこで働くスタッフのモチベーションにも直結していきます。

特に医療機関においては、どんな医療を提供していくかについても大きく影響してくることになると考えられます。

コロナ禍や「医師の働き方改革」など、これからの時代は前例のないことを矢継ぎ早に決めていく必要があるシチュエーションが起こってくることが考えられます。そういった時にこそ、病院長や理事長先生が明確な「ビジョンを示し」、病院運営をどのように行っていくかを、医療スタッフ一同に認識してもらうことが大切と考えます。

この「ビジョンを示す」ためにも、自らの考えをまとめるためにも、エグゼクティブ・コーチングなどを活用することが非常に有用となります。

「フィードバックをもらう」から「アイデアを採用する」へ

インタビューさせていただいた先生方は、現場から数多くの「フィードバックをもらい」、それを非常に上手に病院運営等に活かしていることが印象的でした。むしろ、「フィードバックをもらう」ことに加えて、現場からの「アイデアを躊躇なくどんどん採用する」ことにも貪欲であるといえるかもしれません。

病院長が「アイデアを採用する」ということは、最終責任を負うということに直結していくことになります。しかし、普段から潤沢なコミュニケーションを交わすことによって、それを躊躇なく行えるような組織内での信頼関係が形成されているということがうかがわれます。

このことは、「机上の空論」とは真逆のコミュニケーションから生まれてきたものであり、「アイデアを採用」されたスタッフたちは間違いなくモチベーションがアップするでしょう。そして、現場では早速そのアイデアを活かして、診療体制の向上や業務改善がスムーズに行われていくことが、容易に想像できます。これがまさしく、先述した「アカウンタビリティ」という用語に当てはまっていくのではないでしょうか。

そして、こういったモチベーションを上げるコミュニケーションを積み重ねていくことにより、チームワークがさらに向上し、結果として、インシデント数の減少や離職者の減少などといった、組織の中でのよい効果を次々に生み出していくことになると考えられます。

未完了を完了させる

コーチングスキルのテクニカルタームの中には、「未完了を完了させる」という言葉もあります。未完了とは、一言でいうと「やろうと思っていながらやっていないこと」ということになります。

「学会発表や論文作成をしようと思いながら、結局いまだにやれていない」といった経験を、医師であれば一度や二度はお持ちではないでしょうか。

こういった本の原稿を最後まで書き上げることもそうですし、「中途半端になっている他部門の担当者との議論」といった内容のものも、われわれが「未完了を完了」させなければならないものの一つとなります。

実は、この用語は、私が受講した株式会社コーチ・エィのCTP（コーチ・トレーニング・プログラム、現在のコーチ・エィ アカデミア）130時間の中でも、かなり印象的と感じた用語の一つでした。そもそも、この言葉をあえてコーチングのトレーニングで取り上げていること自体に私は驚きました。正直なところ当初は、このワードとコーチングとに直接的な関係性をあまり感じられず、戸惑いすら感じていました。

しかし一方で、「正直、痛いところを突かれたな」という思いもありました。それは、やはり私自身、未完了のままにさせてしまった論文やアクション等が数々あり、ずっと心残りで、進歩できていないという自責の念を持っていたからだと思います。

もし、「未完了を完了させる」ことができれば、「問題から解放される」「時間ができる」「チャンスを手にする」といったことを得ることができます。それにより、達成感・爽快感・創造性・自信・自己信頼など、目標達成への原動力になる体験が得られます（コーチ・エィ、CTP Moduleより）。

医療の現場においても、医学研究においても、こういった概念をあらためて見つめ直す時間を持つということも必要なのではないでしょうか。

また、この「未完了を完了させる」という用語は、「ファウンデーションを築く」というモジュールで登場します。

この「ファウンデーション」とは、「個人が、新たな行動を起こしていくプロセスでは、その原動力となるエネルギー（基礎体力）が必要です。これがないと、たとえ高い意欲を持っていたとしてもその実現には至りません。この基礎体力に該当するのが『ファウンデーション（自己基盤）』です」と解説されていました（コーチ・エィ、CTP Module6より）。

そして、この「ファウンデーション」を強化するためには、先ほどの「未完了を完了させる」に加えて、「ライフバランスを整える」「ネットワークを構築する」という3つが挙げられています。

今回のコロナ禍において、医療現場が臨機応変な対応を迫られる中で、やはりこういった用語を知り、その意味合いを知り、そしてそれを確認しながら日々実行していくことの重要性を再確認させられたような気がします。

これまでの医療の歴史の中で、内視鏡やCT・MRI・超音波といった画像検査機器、そして手術時に用いられる医療機器など、様々な「目に見える医療道具」が素晴らしい進化を遂げ、数多くの方々の命を救ってきました。

一方で、「コーチングスキル」は「目に見えない道具」です。人同士が互いにコミュニケーションを行う上で、こういった「目に見えない道具」を上手に使いこなすことが、チームワークを向上させ、医療事故を防ぐことさえあったりもします。

モノが豊かになった現代だからこそ、医療現場においても、「目に見える道具」だけにとらわれるのではなく、こういった「目に見えない道具」にもしっかりと目を向けることの重要性が増してきているのではないかと、私は感じます。

そして令和の時代、医療経営者や管理職の方々は、若い医療者たちや患者さんとそのご家族から、命令口調ではなく、日頃から前向きなコミュニケーションを取ることを、今まで以上に求められているのです。

付録：コーチング研究所のデータより「上司と部下の関係性」

以下は、医療者ではなく、一般企業で行ったコーチング研究所で行われたアンケート調査の結果になります。これらの調査から、組織運営を行うに当たって、「上司と部下の関係性」が重要であることが示されています。医療機関での調査ではありませんが、病院経営者や管理職の先生方には、ぜひご参考にしていただければと思います。

図4-7 | 上司が部下と話す量と組織活性度の関係

上司が部下と話す量が多いと、組織は活性化する

「上司が部下と話す量」と「組織活性度」の関係（部下回答）

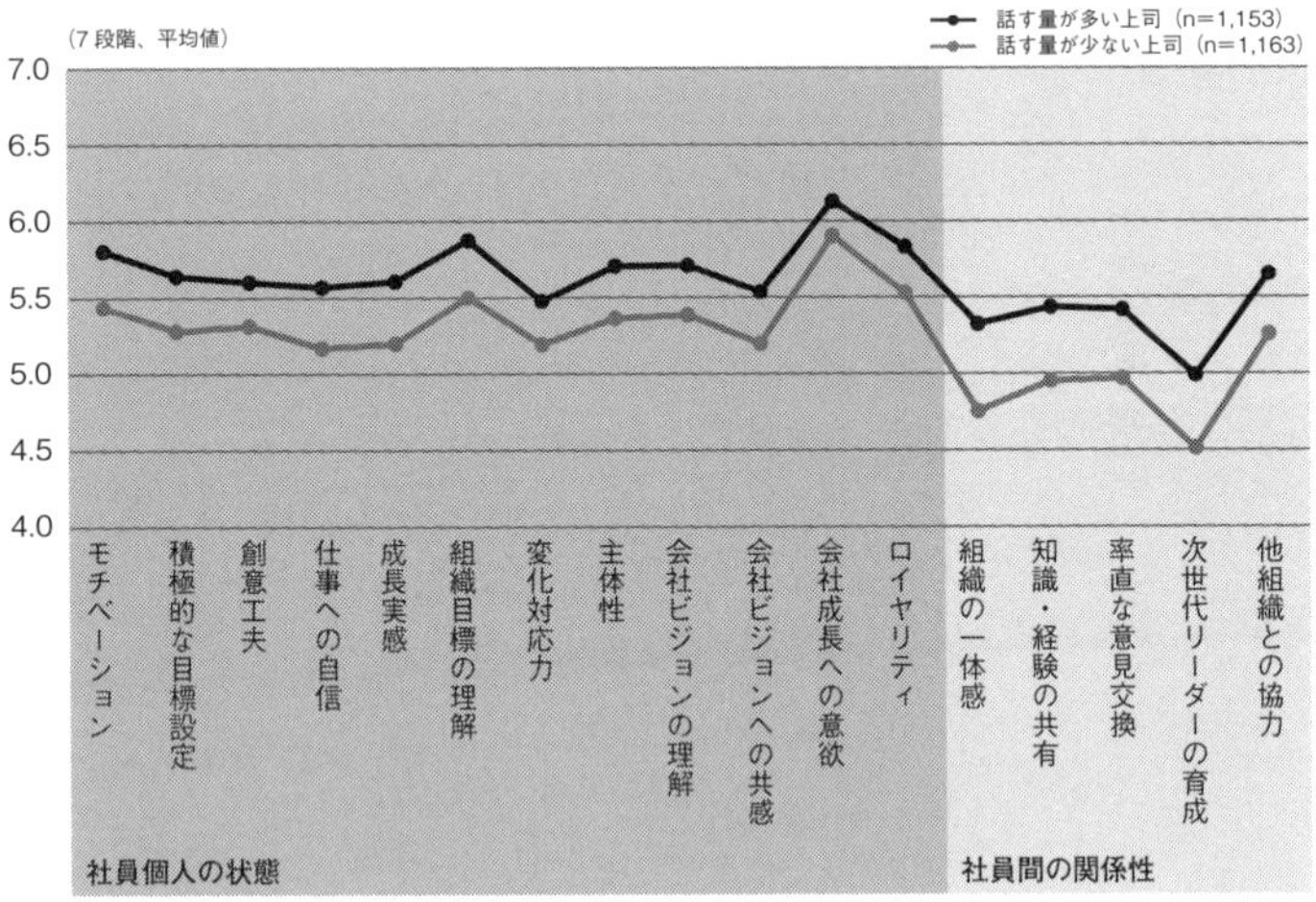

※話す量：「部下のために話す時間をとっている」「部下と週に10分以上まとまって話す時間を設けている」の2項目評価平均。平均以上を「話す量が多い」、平均未満を「話す量が少ない」と定義。

※7段階:1. 全くあてはまらない、2. あてはまらない、3. ややあてはまらない、4. どちらともいえない、5. ややあてはまる、6. あてはまる、7. とてもよくあてはまる

※全項目は有意差あり（p<.001）

[調査対象：上司2,316人に対する部下22,782人の回答結果／調査データ：Leadership Assessment、7段階評価／調査期間：2012年9月～2018年2月]
コーチング研究所調査2019年

上司が部下と話す量が多いと、組織は活性化する

コーチング研究所の調査（調査期間：2012年9月～2018年2月／調査データ：Leadership Assessment、7段階評価）によると、上司2316人に対する部下22782人の回答の結果、図4-7の通り、いずれの項目においても、上司が部下と話す量が多いと、組織は活性化する方向へ向かいやすいことが示唆されました。

話す量とは、「部下のために話す時間をとっている」「部下と週に10分以上まとまって話す時間を設けている」の2項目の評価の平均。平均以上を「話す量が多い」、平均未満を「話す量が少ない」と定義しました。

一般企業での調査ではありますが、現代の若者は、きちんとコミュニケーションを上司と取っているか否かで、属する組織に対しても、個人の主体性やモチベーションについても、少なからず影響を受けていることがうかがえます。昭和の時代のように、上司がぶっきらぼうな態度を取るのではなく、上司のほうから部下に対してペースを合わせるようにし、信頼性を構築するように努め、組織運営が円滑に行えるように、柔軟に対応することが必要な時代へと変化していることを、医療者も認識しておく必要があるといえるかもしれません。

図4-8 リーダーシップと組織活性度の関係

リーダーシップが高いほど、組織は活性化する

「リーダーシップ」と「組織活性度」の関係（相関）

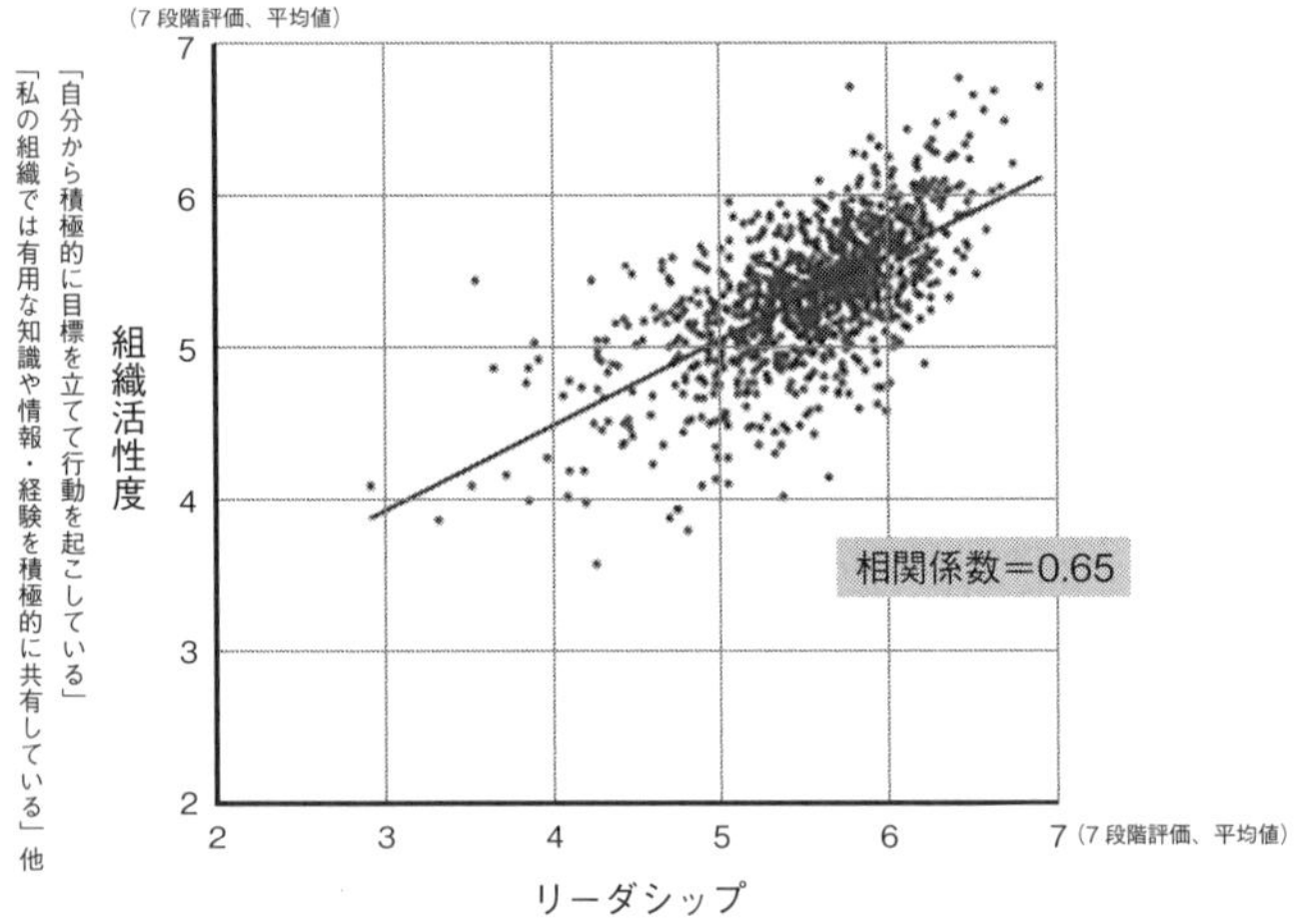

「組織のビジョンを魅力的に語っている」「自分の考え方を伝えるだけでなく、部下の考えも尋ねている」他

※7 段階評価：1. 全くあてはまらない、2. あてはまらない、3. ややあてはまらない、4. どちらともいえない、5. ややあてはまる、6. あてはまる、7. とてもよくあてはまる

[調査対象：管理職以上のリーダー1,069人に対する部下13,397人の回答結果／調査データ：Leadership Assessment「組織活性度17項目」「リーダーシップ53項目」評価／調査期間：2012年9月～2018年2月、7段階評価]
コーチング研究所調査　2019年

リーダーシップが高いほど、組織は活性化する

図4-8は、管理職以上のリーダー1069人に対する部下13397人の回答の結果から、リーダーシップと組織活性度の関係性を見たものになります（調査期間：2012年9月～2018年2月／調査データ：Leadership Assessment「組織活性度17項目」「リーダーシップ53項目」評価）。

部下から見て、リーダーシップがあると評価している上司であればあるほど、「組織活性度」が高く、相関関係もあることが分かりました。前述した通り、上司も他者から評価される立場にあり、特に人手不足の現代社会においては、部下が上司を評価し、その組織で働き続けるか否かを見定めている可能性さえも考えられます。

また、経営層も、管理職のマネジメント能力向上に対して注力することを怠ると、思っている以上に、その部門においての「組織活性度」が低下することにもつながってしまうことになりかねません。

特に医療業界においては、今まで経営者や管理職に対してのマネジメント研修などが、超多忙なこともあり、ずっとおざなりにされていたところがあります。

しかしながら、新型コロナウイルス感染症での前例のない決定事項を矢継ぎ早に決めていく必要がある場合や、これからの「医師の働き方改革」における残業削減や業務改善などを率先

して行わなければならない状況になった時ほど、こういったリーダーシップの有無が、組織の活性化を大きく左右してしまうことにもなる可能性があります。

これからの時代には、一般企業と同様に、病院・医療機関においても、積極的にリーダーシップが発揮できるようなトレーニングを行える機会や環境を整えることが求められてきているといえます。

そして、第1章の先生方の病院のように、「コーチング」といった「目に見えない道具」を上手に活用して、コミュニケーションが多職種間で活発に行えるような環境を整えることが、インシデントや離職者が減っていくという「目に見える効果」をもたらしてくれることにつながっていくのではないでしょうか。

おわりに

この10年、日本の中においても、東日本大震災や新型コロナウイルス感染症、台風・豪雨など、われわれは様々な災害に見舞われてきました。そして、そのたびに「普通に暮らせるありがたさ」を痛切に感じてきました。

コロナ禍により、日本中の医療機関の運営が非常に逼迫する状況が続いている中で、「『医師の働き方改革』の必要性を問うような書籍を、このタイミングで出版して本当によいのだろうか」――。正直なところ、本書を執筆するに当たり、私自身、何度も悩みました。未曽有の事態に直面し、厳しい労働環境下で働かれている医療者の方が多数いる中で、働きやすい環境を整備する余力などないという医療関係者の方々の意見も、もちろんもっともであると感じております。

その一方で、本書を作成する過程でインタビューさせていただいていた中で、大変印象的だったことは、「コロナ以前から『医師の働き方改革』に取り組んでいて『よかった』」と答える病院経営者の先生方が非常に多かったことです。

職員一人ひとりの主体性を引き出せるような雰囲気をつくっていたことで、結果としてコロナ禍のような前例のない有事においても、臨機応変な対応が取れ、みんなでスピーディに動くことができたと語る先生方のお話を聴いて、私は「『医師の働き方改革』には『労働時間が短くなり、現場のスタッフの負担が減る』以上の効果がある」という確信を得るに至りました。

経営層が日頃から現場に耳を傾け、意見を拾い上げながら、職員一人ひとりの人生を尊重し、その職員の可能性を最大限発揮できる環境を作っていく。労働時間の短縮は、一連の取り組みの「あくまで成果の一つ」でしかありません。主体性を持って働くようになった職員は、医療の質向上はもちろん、医療ミスの減少など、様々な有益なアウトカムを医療機関にもたらし、「医療機関としての強み」をさらに伸ばしてくれるかけがえのない人材となってくれます。

トップの決定事項を医療現場にただ押し付けるだけではなく、「現場が納得し、前向きに業務に向き合える状態を作っていくこと」が「医師の働き方改革」の本質であると考えられますが、それを実際に生きた事例として複数例ご紹介できたことが、本書をこのタイミングで作成する意義であるのではないかと強く感じています。

コロナ禍の時期に、並行して「医師の働き方改革」を行うことなど、不可能でしかないと感じておられる先生方も多くいらっしゃるかもしれません。しかし、こういった状況下だからこそ、繰り返しになりますが、みんながWin-Winでハッピーになれるような環境づくりに努め、まずは職員一人ひとりの声を聴き、地域の人たちの声を拾い上げ、その方々の人生を尊重する。そうした地道でひたむきな姿勢が医療経営者には強く求められるようになってきていると感じます。

「医師の働き方改革」のタイムリミットは2024年4月です。インタビューさせていただいた先生方もひとえに「組織改革を行うには3年の時間が必要だ」と話されていました。つまり、われわれ医療者に残された時間はすでにかなり少なくなってきており、今すぐに着手し始めることが肝要なのです。

コロナ禍において、思わぬ風評被害を受けられた医療者の方々も少なからずおられるかと思います。しかし、医療機関の外で、最前線で働いておられる医療者の方々に対して敬意を払い、自分たちなりに何かしらのサポートをしたいと考えている方々が大勢いることも、胸に留めておいていただけたらと思います。

主だった病院外の他業種として、社会保険労務士・医業経営コンサルタントや弁護士の方々、地域の企業で長年活躍されている専属産業医の先生なども、そういった中に含まれるのではないでしょうか。他にも様々な異業種の方々がお役に立ちたいと考えておられると思います。

ですので、医療者も遠慮なく「こんなことを教えてほしい」「法律的にはどうなっているのか」などと、どんどん他職種の方々に質問して、積極的に連携を深めていってもらえればと思います。そうすることによって、病院外のサポーターが今まで以上に増えていくのではないでしょうか。

そして、「医師の働き方改革」について正しい情報を一般の方々に広く知ってもらうことによって、医療機関で働く医師や医療スタッフがどれほど大変な労働環境で働いているかが認知されれば、その思いは一層強くなると思います。

第1章の先生方のインタビューからもお分かりのように、「組織のコミュニケーション」を今まで以上に活性化させていき、どんな困難な状況下であっても、チームみんなでその苦境を乗り越えていく大切さ」を医療スタッフみんなが実感することができれば、どんな地方の病院であっても、どんな業態の病院であっても、離職者が少なく、求人者が多い医療機関として、これからの時代を勝ち抜いていくことができると思います。そして、地域の患者さんたちも、厳しい状況になればなるほど、そういった明るく活気のある地元の病院を誇りに思い、これからもずっと頼りにしていきたいと思われるのではないでしょうか。

本書を手に取った読者の皆様が、これをきっかけに「医師の働き方改革」に取り組み、より多くの医療者の方々が、今まで以上に前向きに働ける環境が整っていくことを心から祈っております。

本書の上梓に当たっては、この貴重な機会を与えてくださった、株式会社コーチ・エィの桜井一紀氏、大塚志保氏、株式会社ディスカヴァー・トゥエンティワンの藤田浩芳氏、早水真吾氏、本書の構想段階からアドバイスをいただいたライフプラン株式会社の本田祐介社長、エムスリー株式会社の島村友太氏に、心からの感謝の意を表したいと思います。

最後に、コロナ禍の大変な時期にもかかわらず、快くインタビューに応じてくださった先生方や、順天堂大学静岡病院でともに糖尿病診療に携わってくれた医局員や糖尿病チームのスタッフの皆様にも、あらためて感謝申し上げます。

コーチングで病院が変わった
目に見えない道具で「医師の働き方改革」は進化する

発行日　2021年3月20日　第1刷

Author　佐藤文彦
Book Designer　遠藤陽一（DESIGN WORKSHOP JIN,Inc.）
Publication　株式会社ディスカヴァー・トゥエンティワン
〒102-0093　東京都千代田区平河町2-16-1　平河町森タワー11F
TEL　03-3237-8321（代表）　03-3237-8345（営業）
FAX　03-3237-8323
http://www.d21.co.jp

Publisher　谷口奈緒美
Editor　藤田浩芳

Store Sales Company
梅本翔太　飯田智樹　古矢薫　佐藤昌幸　青木翔平　小木曽礼丈　小山怜那　川本寛子
佐竹祐　佐藤淳基　竹内大貴　直林実咲　野村美空　廣内悠理　高原未来子　井澤徳子
藤井かおり　藤井多穂子　町田加奈子

Online Sales Company
三輪真也　榊原僚　磯部隆　伊東佑真　川島理　高橋雛乃　滝口景太郎　宮田有利子
石橋佐知子

Product Company
大山聡子　大竹朝子　岡本典子　小関勝則　千葉正幸　原 典宏　藤田浩芳　王 廳
小田木もも　倉田 華　佐々木玲奈　佐藤サラ圭　志摩麻衣　杉田彰子　辰巳佳衣　谷中 卓
橋本莉奈　牧野 類　三谷祐一　元木優子　安永姫菜　山中麻吏　渡辺基志　小石亜季
伊藤香　葛目美枝子　鈴木洋子　畑野衣見

Business Solution Company
蛯原 昇　安永智洋　志摩晃司　早水真吾　野﨑竜海　野中保奈美　野村美紀　林 秀樹
三角真穂　南 健一　村尾純司

Ebook Company
松原史与志　中島俊平　越野志絵良　斎藤悠人　庄司知世　西川なつか　小田孝文　中澤泰宏

Corporate Design Group
大星多聞　堀部直人　岡村浩明　井筒 浩　井上竜之介　奥田千晶　田中亜紀　福永友紀
山田諭志　池田 望　石光まゆ子　齋藤朋子　福田章平　俵 敬子　丸山香織　宮崎陽子
青木涼馬　岩城萌花　大竹美和　越智佳奈子　北村明友　副島杏南　田中真悠　田山礼真
津野主揮　永尾祐人　中西 花　西方裕人　羽地夕夏　原田愛穂　平池 輝　星 明里
松川実夏　松ノ下直輝　八木 眸

Proofreader　文字工房燦光
DTP　株式会社RUHIA
Printing　中央精版印刷株式会社

ISBN978-4-7993-2724-1